Wir bedanken uns beim Management und Trainer-Team des Holmes Place Lifestyle-Clubs in Köln (Am Gürzenich) für die Unterstützung bei den Fotoaufnahmen zu diesem Buch:

Heiko Arendt

Joe Mac

Arne Derricks

Alina Philipp

Elena Lorenz

Rico Lampka

Ben Schneider

Phil Klaack

Sebastian Plingen

Erste Auflage September 2003

Verlagsanschrift: Deutscher Trainer-Verlag, Eupenerstrasse 159, 50933 Köln
Web: www.trainer-verlag.de, E-Mail: info@trainer-verlag.de

Gestaltung: Björn Lohmann
Satz: Björn Lohmann
Grafiken: Björn Lohmann
Lektorat: Rolf-Dieter Szymanski, Wolfgang Knoll (Lettern Partners, Düsseldorf)
Produktion: Deutscher Trainer-Verlag, Köln
Gesamtherstellung: Books on Demand GmbH, Gutenbergring 53, 22848 Norderstedt
Titelfotos: Jens Freese
Fotos: Jens Freese

Printed in Germany

ISBN 3-937167-01-3

Die Schreibweise entspricht der neuen Rechtschreibung.

Jens Freese/Ilias Stergiou

PERSONAL TRAINING

„The Practice Book"

ÜBUNGSPROGRAMME FÜR DIE ONE-TO-ONE-BETREUUNG IM FITNESS-CLUB ODER HOME-TRAINING

Edition Personal Training

INHALTSVERZEICHNIS

I Einleitung

1.1 Marktentwicklungen 9
1.2 Dienstleitungsspektrum 11
1.3 Kundenmotive 12
1.4 Erscheinungsformen 12
1.5 PT im Studio 13
1.6 Gütekriterien 15

II Erklärungen

2.1 Manual Resistance 17
2.2 Assisted Stretching 21
2.3 Do's and Don'ts 24

III Personal Training in der Praxis

3.1 Manual Resistance 28
3.2 Assisted Stretching 82

VORWORT

Voll im Trend

Der erste deutsche Personal Trainer-Kongress im Juli 2003 vor den Toren Münchens hat es gezeigt: Personal Training liegt als ernsthafte Berufsalternative unter Trainern und Therapeuten voll im Trend. Dies bestätigt auch die stark wachsende Anzahl von Mitgliedern, die der 2000 in Köln gegründete Bundesverband Deutscher Personal Trainer e.V. verzeichnet. Immer mehr qualifizierte Bewegungsexperten suchen den Weg aus der Mühle des Angestelltendaseins hinein in das Abenteuer Selbstständigkeit. Um Personal Training als qualitative Dienstleistung zu etablieren und um das Coaching rund um Fitness und Gesundheit als einen hochwertigen Service in die Köpfe zahlungskräftiger Kunden zu transportieren, bedarf es noch Zeit und den Aufbau weiterer Qualitätsstrukturen.

Personal Training – „The practice book" ist das erste Praxisbuch zu diesem Thema auf dem deutschen Markt. Es liefert Ihnen eine Fülle von Übungen, die Sie ohne Equipment im Studio- oder im Home-Training im direkten Kontakt zu Ihrem Kunden ausführen können. Und dies ist der Punkt: Manual Resistance und Assisted Stretching wurden entwickelt, um Klienten Auge in Auge zu motivieren, zu trainieren und zu entspannen. Unabhängig von wissenschaftlichen Diskussionen bieten diese beiden PT-Methoden die Möglichkeit, jegliche Barrieren zwischen Trainer und Klient zu durchbrechen. Manual Resistance und Assisted Stretching stärken nicht nur die Körperkraft, sondern vor allem das Vertrauensverhältnis. Und Kundenbindung ist der entscheidende Eckpfeiler für eine langfristig erfolgreiche Existenz als Personal Trainer!

AUTORENPROFILE

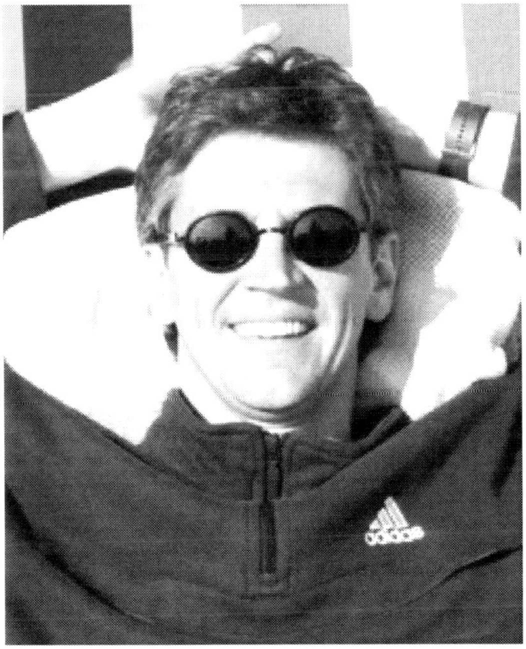

Jens Freese, Jahrgang 1966, studierte von 1989 bis 1994 Sportwissenschaften an der Deutschen Sporthochschule Köln mit dem Schwerpunkt Trainerprofil/Leistungssport. Im Anschluss an das Studium ließ er sich zum Sporttherapeuten mit der Spezialisierung Orthopädie/Traumatologie ausbilden und leitete fortan diverse Einrichtungen in der ambulanten Therapie und medizinischer Fitness.
Personal Training entdeckte der Norddeutsche 1999 durch einen Patienten, der ihn für die Rehabilitierung seines Knies engagierte. Seither betreut der Wahl-Kölner Klienten aus dem Managementbereich und Leistungssportler. Nur ein Jahr später gründete der Freiberufler mit anderen „Pionieren" den Bundesverband Deutscher Personal Trainer e.V., dem er noch heute vorsitzt.

Ilias Stergiou, Jahrgang 1968, studierte von 1994 bis 2001 Sportwissenschaften an der Deutschen Sporthochschule Köln mit dem Schwerpunkt Trainerprofil. Der Düsseldorfer hegt langjährige Erfahrungen als Personal Trainer, arbeitete an mehreren Konzepten zur Optimierung geistiger und körperlichen Fitness von Führungskräften und leitet derzeit den Trainingsbereich im Holmes Place-Lifestyle Club am Gürzenich in Köln
Seine Liebe zum Sport entstammt seiner leistungsorientierten Vergangenheit als Footballspieler. Sowohl als aktiver Spieler in der 1. Bundesliga wie auch als Trainer eines Rookie-Teams konnte der Fitness-Enthusiast auf nationalem und internationalem Niveau Meistertitel für sich und sein Team gewinnen.

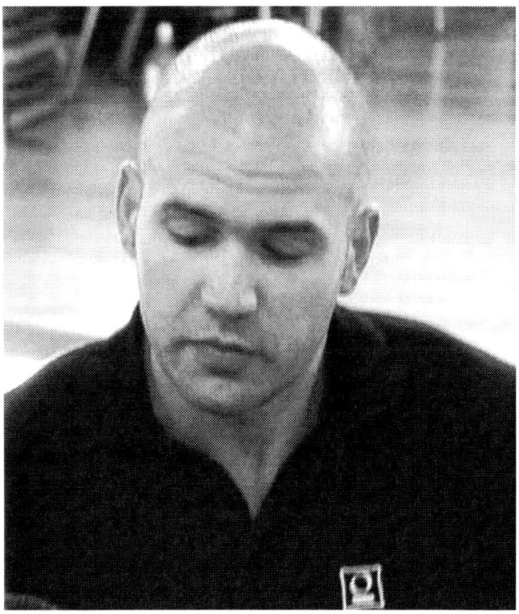

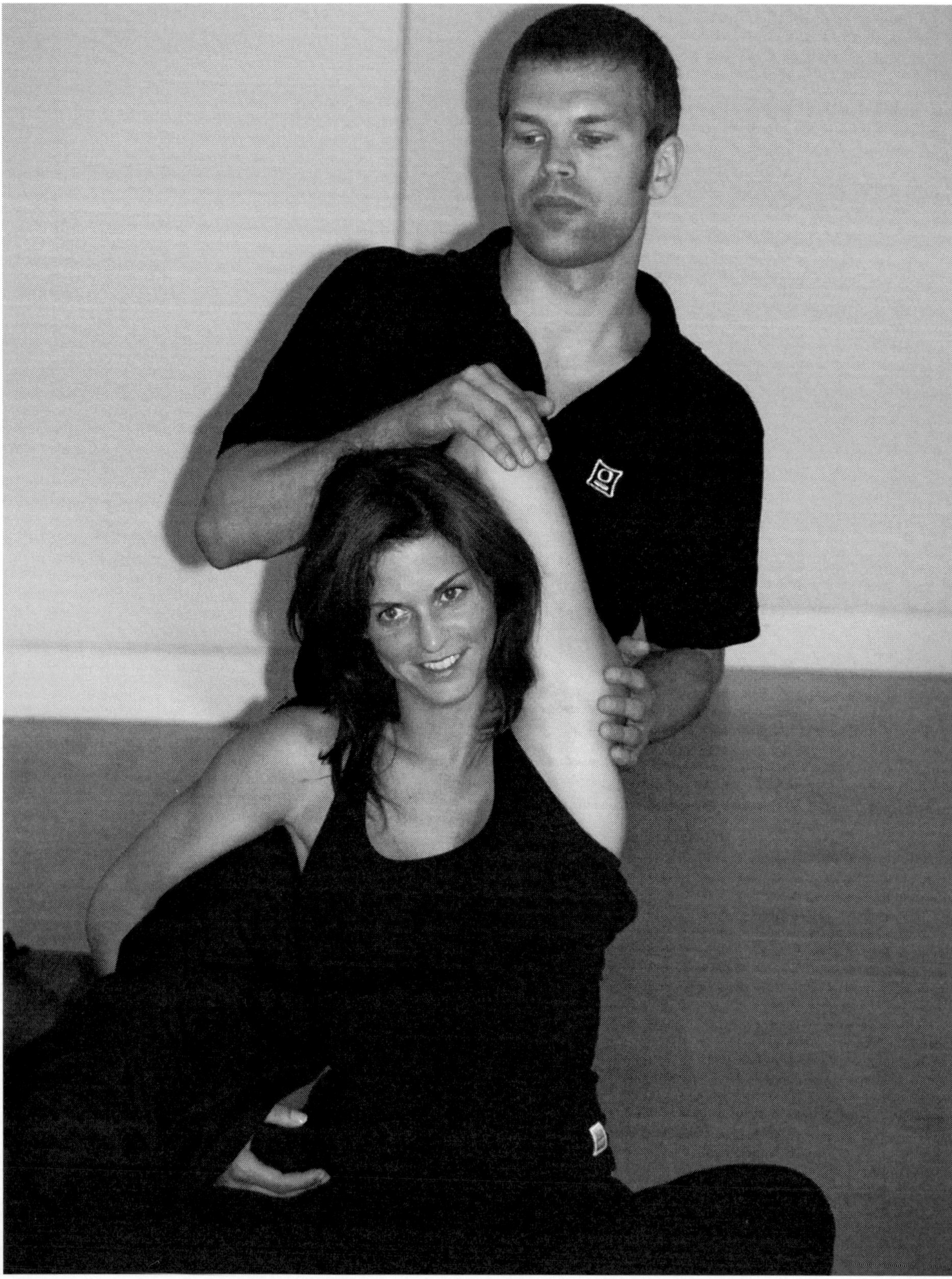

1. EINLEITUNG

1.1 Marktentwicklungen

USA und das alte Europa

Noch vor der Wende ins dritte Jahrtausend war der Begriff Personal Training in Deutschland nahezu unbekannt. Zu Beginn dieser jungen aber innovativen Dienstleistung Mitte bis Ende der neunziger Jahre assoziierte vor allem der für Personal Trainer so lukrative Managementbereich dieses Berufsbild mit einer Art Personalberatung für Unternehmen. Weit gefehlt – es geht um Sport! Und diese Verwechslung machte es dem Personal Trainer der ersten Stunde ungeheuer schwer, seine Dienstleistung entsprechend zu positionieren. Mittlerweile hat sich Personal Training jedoch einen festen Platz als Nischenprodukt im großen Fitness-, Wellness- und Gesundheitsmarkt erobert – mit wachsender Tendenz!

IN DEN 80ER-JAHREN BEGANN DER „RUN" AUF DIE FITNESSSTUDIOS

Warum hat es so lange gedauert, bis deutsche Trainer und Therapeuten Personal Training als lukrative Einnahmequelle für sich entdeckten? Um diese Frage zu beantworten, lohnt sich ein kleiner Blick über den großen Teich. In den USA durchlief die Fitnessbranche aufgrund gesellschaftspolitischer Vorzeichen eine vollkommen andere Entwicklung. Als in den 70er Jahren die ersten Fitnessstudios an den kalifornischen Küsten ihre Pforten öffneten, gab es zwar viele muskelbepackte Bodybuilder aber kaum ausgebildete Trainer, geschweige denn Kunden, die ein gesundheitsorientiertes Kraft- oder Ausdauertraining in einem Fitness-Zentrum absolviert hätten. Die ersten Anlagen boten ihrer Kundschaft – vornehmlich Kraftsportlern – gegen Gebühr lediglich das Equipment an. Den wenigen verwegenen Freizeitsportlern blieb höchstens die einmalige Einweisung in die Handhabung von Geräten und Hanteln, die in der Regel vom Betreiber höchstpersönlich durchgeführt wurde. Schaut man sich in die Anlagen um, ist der turnschuhtragende Geschäftsführer von der Fitnessfläche verschwunden. Heute treffen wir ihn eher als Duty-Manager im Verkaufsgespräch an, oder als Club-Manager im so genannten Backoffice. Mit Beginn des Fitnessbooms in Amerika Anfang der 80er Jahre, der schnell auf andere englischsprachige Länder wie Großbritanien, Australien und Neuseeland überschwappte, wuchs der auf besonderen Ästetikvorstellungen basierende Körperkult in der Bevölkerung. Stretching, Aerobic und Fitness Fonda´scher Prägung waren plötzlich total angesagt. In diesem Sog setzte ein „run" auf die wenigen Fitnessstudios ein, ohne das Betreiber geeignetes Betreuungspersonal zur Verfügung stellen konnten. Neumitglieder hatten die Wahl, selbstständig den Kampf mit den „Eisen" aufzunehmen oder sich den Diensten eines Trainers zu bedienen, der im Allgemeinen als erfahrener Kraftsportler am gleichen Ort die

Hanteln stemmte. Für einen Amerikaner nichts ungewöhnliches, denn die freiheitliche Selbstbestimmung nur für etwas zu bezahlen, was auch tatsächlich in Anspruch genommen wird, geht soweit, dass ein Autobesitzer nicht die geringste Versicherung benötigt, um über die Highways zu verstopfen. Wer mit einem versicherungslosen Verkehrsteilnehmer zusammenrauscht, braucht an eine Erstattung seines Schadens erst einmal nicht denken.

Wie auch immer man zum Freiheitsanspruch Amerikas steht, auf diese Weise konnte sich zumindest ein Berufsbild entwickeln, das bis dato hierzulande kaum eine Chance hatte. Weshalb? Weil die All-inclusive-Mentalität der Deutschen zusätzliche finanzielle Aufwendungen für Trainingsbetreuung bislang zunichte machte. Warum Geld investieren, wenn der Trainer im Mitgliedsbeitrag doch enthalten ist?

Während in den USA Personal Training die Antwort auf gestiegene Anforderungen wie Flexibilität, Ortsunabhängigkeit und Individualisierung im Fitnessmarkt darstellte, entwickelten sich neue Märkte in Deutschland auf der Basis etablierter sozialer Sicherungssysteme und den dadurch verbundenen Prozessen wie beispielsweise das stark manifestierte Sicherheitsdenken und die Kostenlos-Mentalität. Sogar das Taxi zum Physiotherapeuten war lange Zeit gratis! Dass ein solcher Verwöhnprozess, der im Vergleich zu anderen europäischen Ländern durchaus als luxuriös betrachtet werden darf, im Laufe der Zeit als selbstverständlich erachtet wird, liegt in der Natur des Menschen. Männliche Patienten eines deutschen Krankenhauses beschweren sich bereits, wenn das Mittagsmenü nicht an die Küche der eigenen Ehefrau heranreicht. In Italien hingegen kümmern sich fast ausnahmslos Familienangehörige um das leibliche Wohl der Patienten. In vielen europäischen Ländern sind Zuzahlungen auf medizinische Dienstleistungen seit Jahren an der Tagesordnung. Da sich unsere aufgeblähten sozialen Sicherungssysteme, wenn überhaupt dann nur in abgespeckter Form künftig über Wasser halten lassen, haben endlich private Dienstleistungen mehr Raum zur freien Entfaltung. Die sozialpolitischen Entwicklungen, die derzeit in Deutschland in vollem Gange sind, stellen eine große Chance für die endgültige Etablierung des Berufsbildes Personal Trainer dar. Allerdings, und das wird die Zukunft ziemlich sicher zeigen, wächst zwar die Bereitschaft, Gesundheitsdienstleistungen aus eigener Tasche zu begleichen, aber eben auch der Anspruch an die Qualität der Dienstleistung. Ständig auf dem Laufenden zu sein, ist daher eine Grundvoraussetzung, um langfristig als Personal Trainer am Markt bestehen zu können. Wie antwortete einst Frank Zappa auf die Frage eines Musikjournalisten, weshalb er in vielen Bereichen des Lebens so bewandert sei: „I´m awake!" Genau das ist es! Bleiben Sie wach. Halten Sie Augen und Ohren nach den neuesten Entwicklungen offen, dann werden Sie Kunden nicht nur langfristig zufrieden stellen, sondern auch an sich binden. Dies sollte das Ziel eines jeden Personal Trainers sein.

HALTEN SIE AUGEN UND OHREN OFFEN, UM KUNDEN LANGFRISTIG ZU BINDEN

1.2 Dienstleistungsspektrum

Individuell und flexibel

Was macht das Besondere der Dienstleistung Personal Training gegenüber der marktüblicher Trainingsbetreuung bzw. Patientenbehandlung aus? Diese Frage werden Ihnen interessierte Kunden stellen, wenn sie ernsthaft darüber nachdenken, Sie als Personal Trainer zu engagieren. Das Hauptargument ist die One-to-one-Betreuung! Auch wenn Sie nebenher noch Gruppen (z.B. Marathon- oder Triathlongruppen) trainieren bzw. als Kursleiter in Studios arbeiten, so ist doch die zentrale Idee des Personal Trainings, eine einzige Person zu coachen, zu motivieren, zu unterrichten, einzuweisen und zu korrigieren – um nur einige wenige Attribute zu nennen. Letztendlich ist der Personal Trainer ein Schatten seines Kunden, der seinen Tunnelblick ganz auf die Belange seines Klienten ausrichtet. Will heißen: Der Kunde zahlt dafür, dass sich der Trainer in einem festgelegten Zeitraum 120-prozentig ausschließlich auf ihn konzentriert. Tragen Sie deshalb dafür Sorge, dass Ablenkungen während der Trainingsarbeit ausbleiben!

PERSONAL TRAINING LEBT VON INDIVIDUELLER UND FLEXIBLER BETREUUNG

Zurück zu der Frage, was Personal Training ausmacht. Viele Leistungssportler sind nur deshalb zu einem kompletten Athleten gereift, weil sie über Jahre hinweg von ein und dem selben Trainer aufgebaut wurden. Viele verletzte Leistungssportler rehabilitieren nur deshalb so schnell, weil Rehazentren für dieses werbewirksame Klientel einzelne Trainer abstellen, die sich tagtäglich nur um diesen einen prominenten Sportler kümmern. Personal Training ist daher keine Erfindung der Amerikaner, sondern im Sport seit jeher bekannt und erfolgreich. Menschen, die PT in Anspruch nehmen, können daher schon nach kurzer Zeit Erfolge an sich feststellen, da die motivierende Unterstützung deutlich focussierter ist als im Gruppentraining!

Nichtsdestotrotz bleibt Personal Training eine Dienstleistung, die sich gemessen an der Gesamtbevölkerung nur wenige leisten können. Deshalb handelt es sich um ein elitäres Nischenprodukt, dass jedoch viele Vorteile bringt. PT lebt von einer individuellen und flexiblen Trainingsbetreuung. Demzufolge ist dieser Service wie geschaffen für Menschen mit unregelmäßigen Arbeitszeiten. Auch der Trainingsort ist flexibel, denn ein schweißtreibendes Workout kann überall stattfinden: im Büro, im Wald, im heimischen Fitnesskeller oder im Fitnessclub! Insbesondere Manager mit äußerst schmalem Zeitbudget profitieren von dieser Form, Fitnesstraining kontrolliert in den Alltag zu integrieren. PT bedeutet: individuell und vor allem flexibel zu agieren. Sagt ein Kunde kurzfristig ab, müssen wir dies genauso schlucken, wie eine kurzfristig anberaumte Trainingseinheit am späten Abend. Und das obwohl gerade heute das so wichtige Fußballspiel im Ersten läuft. Den Kunden interessiert das herzlich wenig. Er ist und bleibt der König!

1.3 Kundenmotive

Geselligkeit statt Figurverbesserung

Eine Untersuchung der Deutschen Sporthochschule aus dem Jahre 2000 zeigte, dass sich Kunden eines Personal Trainers noch gesundheitsorientierter verhalten als die eines gewöhnlichen Fitnesszentrums. Eigene Erfahrungen unterstützen diese Aussage, denn die Zahl derer, die in einem Club ohne Personal Training-Angebot ihre eingangs angebenen Ziele erreichen, dürfte weit unter fünf Prozent liegen. Die Motive verschieben sich nämlich im Laufe der Mitgliedschaft. Vorgaben wie Gewichtsreduktion, Figurverbesserung und Muskelaufbau werden plötzlich von Faktoren wie Geselligkeit, Kommunikation und Spaß verdrängt. Früher oder später merken die Kunden, dass die Latte (= eigene Ziele) sehr hoch hängt, während die Motivation schnell ins bodenlose stürzt. Von daher rücken im Personal Training Individualität und körperliche Bedürfnisse wieder in den Vordergrund. So wundert es wenig, dass die meisten PT-Kunden Gesundheit als führendes Motiv angeben. Erst sekundär wiegen Motive wie z.B. Figurverbesserung. Dies ist ein weiterer Grund dafür, warum Sie als Personal Trainer immer up-to-date sein müssen. Wenn man beispielsweise das Thema Dehnung/ Stretching in den Fitnessclubs genauer unter die Lupe nimmt, kann von neuestem Stand nicht immer die Rede sein!

DENKEN SIE UM, BEVOR DIE ENTWICKLUNG SIE ÜBERHOLT

1.4 Erscheiningsformen

Physiotherapie im Vorteil

Personal Training tritt in verschiedenen Erscheinungsformen in Kraft. PT´s arbeiten in der Regel auf selbstständiger Basis in der freien Wirtschaft. Hier müssen sie sich eines speziellen Marketings bedienen, das haargenau auf das Zielklientel abgestimmt sein sollte. Die Zielvorgabe des freiberuflichen Trainers muss daher lauten, ein Klientel zu finden, dass von der Fitnessbranche nicht angesprochen wird. Bewegungsexperten, die in Kooperation mit Physiotherapie-Praxen, Rehazentren oder anderen medizinischen Einrichtungen ihre Dienste anbieten, haben es da leichter. Die Akquise in der Therapie ist vergleichsweise einfach, denn der Kunde kommt bereits per Krankenschein ins Haus – nur heißt er zu diesem Zeitpunkt noch Patient. Leider sehen noch relativ wenige Physiotherapeuten diesen Vorteil bzw. es fehlen ihnen Strategien, diese für sich zu nutzen. Viele Physios ankern gedanklich zu stark im vermeintlich sicheren Hafen des Gesundheitswesens. Denken Sie um, bevor die Entwicklung Sie überholt. Sollten Sie zurzeit noch als Physio täglich an der Bank stehen, künftig jedoch Personal Training anbieten wollen, selektieren Sie ihre Patienten vorab nach Gehaltsklassen. Bringen Sie, sobald die Chemie zwischen Ihnen und dem Patienten stimmt, Ihre freiberuflichen Dienstleistungen dann couragiert an den Mann (oder die Frau) – denn die Therapie ist in der Regel nicht die passive Behandlung, sondern das weiterführende Coaching in Richtung gesunder Lebensführung. Und die will gelernt und kontrolliert sein! Diese Überzeugung gilt es zu transportieren. Hierfür haben Sie ein ganzes Rezept lang Zeit! Leichter als einen potentiellen Kunden über das deutsche Gesundheitswesen zugeführt zu bekommen, geht es wohl kaum. Investitionen für teures Marketing fallen weg. Nutzen Sie die Chance! Dies ist ein klarer Wettbewerbsvorteil der Physiotherapie.

1.5 Personal Training im Studio

Angebot mit Vor- und Nachteilen

Neu ist nicht, dass Personal Trainer mit Fitnessanlagen zusammmenarbeiten. Im Idealfall erkennt ein Betreiber, dass der PT neues Klientel ins Haus bringt, dass unter normalen Umständen nicht gekommen wäre. In diesem Fall kann ein freiberuflicher Trainer sogar auf eine kostenlose Mitgliedschaft in selbigem Zentrum hoffen und mitunter gebührenfrei für sich selbst trainieren. Nicht immer stößt ein solches Angebot jedoch auf Gegenliebe, denn einige Clubchefs sehen es nicht gerne, wenn die Logos externer Trainer den arrivierten Mitgliedern ins Auge springen. Im Zweifelsfall muss sich der PT mit einer Mitgliedschaft in den Club einkaufen, um seine eigenen Klienten betreuen zu dürfen. Neu ist hingegen, dass Fitness-Clubs in Deutschland ihren Mitgliedern selbst Personal Training anbieten. Vor allem ausländische Ketten aus Amerika und Großbritanien bringen dieses Konzept in die deutsche Studiolandschaft. In Spanien beispielsweise hat diese Offerte voll eingeschlagen. Der Lifestyle Club Holmes Place in Barcelona verkaufte im Frühjahr 2003 in einem einzigen Monat mehr als 1000 PT-Stunden. Somit wird es in Zukunft für den ein oder anderen Trainer durchaus Sinn machen, bei einer exklusiven Kette wie Holmes Place anzuheuern, um neben der Fitnessbetreuung im klassischen Angestelltenverhältnis möglichst viele Stunden für ein freiberufliches PT zu verkaufen. Wie gesagt, der potentielle Kunde befindet sich bereits im Hause! Dieses Konzept ähnelt der Situation in der Physiotherapie.

HOLMES PLACE VERKAUFTE IN EINEM MONAT MEHR ALS 1000 PT-STUNDEN

Personal Training im Fitness-Studio unterscheidet sich in wesentlichen Punkten vom PT beim Kunden vor Ort (Home-PT). Der wichtigste Aspekt ist die Akquise von Neukunden. Wie schon erwähnt, ist die Einstiegshürde in das neue Business im Fitness-Club wesentlich leichter zu überspringen als auf dem freien Markt. Eine günstige Gelegenheit Kunden zu rekrutieren, stellt die Einweisung von Neumitgliedern an Geräten dar. Hier kann ein gewiefter Personal Trainer Schwachstellen des Kunden ausloten und erste Lösungsvorschläge anbieten. Im Allgemeinen dankt es der Kunde damit, dass er dem Trainer sein Vertrauen schenkt. Auch die Interaktion mit den Mitgliedern während der Basisbetreuung ist ein wichtiges Werkzeug, um neue Kunden zu gewinnen. Während eines lockeren Gesprächs filtert der aufmerksame Zuhörer heraus, welche sportlichen Ziele oder Figurwünsche ein Mitglied tatsächlich hat, denn oftmals werden konkrete Ziele aus Schamgefühl oder ähnlichem nicht unbedingt im Erstgespräch geäußert. Abseits des Trubels erklärt der Trainer in einem Beratungsgespräch was nötig ist, um die aufgestellten Ziele zu erreichen. Menschen, die Wert auf ihre Gesundheit legen und denen das Erreichen Ihrer Ziele wichtig ist, entscheiden sich über kurz oder lang für Personal Training. Sie merken schnell, dass ihre eigene (intrinsische) Motivation auf Dauer eines externen (extrinsischen) Motivators bedarf. Natürlich bilden ein gewisses Verkaufstalent und eine starke Persönlichkeit das Fundament für ein erfolgreiches Verkaufsgespräch. Der Vorteil im Fitness-Club: Menschen kommen ohnehin ständig auf den Trainer zu, um sich diesen oder jenen Tipp einzuholen. Die Situation des Home-PTs ist genau entgegengesetzt.

DIE EIGENE MOTIVATION BEDARF EINES EXTERNEN MOTIVATORS

Die Qualität des Trainings lässt sich im Fitness-Club leichter kontrollieren und kommunizieren. Ein gutes Management stellt keine unqualifizierten Personal Trainer ein. Trainingsmethoden- und inhalte sind für alle Kunden transparent. Beim Home-PT hingegen kann der Kunde nur schwer abschätzen, ob die Übungen des Trainers auch wirklich sinnvoll oder richtig sind. Allerdings: Welche Übung ist schon korrekt, welche falsch? Richtig ist immer das, was dem Kunden gut tut bzw. was ihn näher an sein Ziel bringt, die Motivation steigert und letztendlich auch noch Spaß macht.
Jenseits der Frage nach der korrekten Trainingsmethode – wer hat schon die Weißheit für sich gepachtet – legen Fitness-Clubs mit hohem Qualitätsanspruch Wert auf die interne Weiterbildung ihrer Trainer. Eigentlich sollte jeder Kunde annehmen, dass Personal Trainer über genügend Kompetenz verfügen. Leider ist es so, dass diese Berufsbezeichnung nicht geschützt ist. So tummeln sich gute neben ungenügend qualifizierten PT´s auf dem Markt. Eine wirkliche Transparanz gibt es derzeit (noch) nicht.
Trainer des britischen Fitness-Unternehmens Holmes Place beispielsweise durchlaufen alle samt eine mehrmonatige Ausbildung, um als Personal Trainer zugelassen zu werden – auch dann, wenn sie zuvor bereits als PT aktiv waren oder anderweitig qualifiziert sind. Dies sichert dem Unternehmen einen weltweiten Qualitätsstandard in der Trainingsbetreuung. Holmes Place-Trainer verfügen über unterschiedliche Spezialisierungen, um den vielfältigen Wünschen und Bedürfnissen der Kunden gerecht zu werden. So nimmt sich das Trainerteam vom Hochleistungssportler bis zur schwangeren Frau unterschiedlichster Kundenmotive an, die eine effektive und individuelle Trainingssteuerung benötigen.
Vorteilhaft wirkt sich auch das umfangreiche Equipment im Fitness-Club aus. In einer modernen Anlage finden die allerhöchsten Ansprüche exklusiver bzw. elitärer Kunden ausreichend Berücksichtigung – vom Schwimmtrai ning bis zur Physiotherapie. Diese Bedingungen erleichtern auch die Arbeit des Personal Trainers. Er muss weder Trainingsgeräte transportieren, noch lange Anfahrtswege in Kauf nehmen. Somit ist er zeitlich in der Lage, mehrere Kunden direkt nacheinander zu betreuen. Allerdings, und dass muss einschränkend gesagt werden, verdient der Home-PT im Allgemeinen deutlich mehr – gezwungenermaßen, denn sonst würde sich seine Dienstleistung mit hohem Fahr- und Zeitaufwand kaum rechnen.

Um mit den eigenen Kunden im Studio zu trainieren, müssen sich viele Home-PTs in Studios einkaufen. Hier gibt es neue Ideen einiger Fitness-Ketten, die vorsehen, dass sich selbstständige Trainer zu einem Betrag X einkaufen und sich dann frei im Club bewegen dürfen. Das bedeutet natürlich, dass sie auf Gedeih und Verderb jeden Kunden damit penetrieren, PT-Stunden zu buchen. Denn irgendwie muss wenigstens die monatliche Nutzungsgebühr in die eigene Tasche zurückfließen. Solche Gedanken kommen der Start-up-Situation in den USA vor 30 Jahren gleich. In Australien und Neuseeland funktioniert diese Art der Mitgliederbetreuung, weil die Kunden über Jahrzehnte nichts anderes gewohnt sind. In Deutschland sind solche Vorstellungen schwer realisierbar. Was dahinter steckt? Ganz klar: Betreiber möchten mittelfristig Personalkosten einsparen – am besten Personal Training in Kombination mit chipgesteuerten Trainingsgeräten. Auf diese Weise stirbt die Basisbetreuung auf der Fitfläche allmählich aus.

PERSONAL TRAINING BEDEUTET DIE UMSETZUNG INDIVIDUELLER KLIENTENWÜNSCHE

Studio-PTs, die gleichzeitig als angestellte Trainer für einen Club arbeiten, haben den Vorteil, ihre Kunden häufiger zu Gesicht zu bekommen. Sie können daher engere Beziehungen zu Klienten aufbauen. Ein guter Club offeriert sowohl Kunde als auch PT eine breite Palette von Trainings- und Entspannungsmöglichkeiten. Bei einem so großen Angebotsspektrum bleibt die Motivation der Kunden langfristig erhalten. Abwechselung wirkt hier dem Burn-out und somit dem Verlust von Mitgliedern entgegen. Ein weiterer Akquisevorteil im Fitness-Club: Mitglieder, denen PT bislang vollkommen unbekannt war, werden durch das One-to-one-Training auf diese hierzulande immer noch relativ unbekannte Betreuungsform aufmerksam. Über Probestunden lernt der Interessent Personal Training erst einmal kennen. Dies erleichtert die Entscheidung, einzelne Trainerstunden bzw. ganze Pakete zu buchen.

Der beste Motivator für den Kunden ist natürlich das Erreichen der gesetzten Ziele. Erfolgserlebnisse hängen nicht zuletzt maßgeblich von zwei Faktoren ab: den Fähigkeiten des Trainers und der Disziplin des Kunden. Jede Trainingseinheit sollte schriftlich festgehalten werden. So können Kunden die Lerninhalte jeder Trainingssession später selbstständig anwenden. Schließlich soll der Kunde in die Selbstständigkeit bzw. Mündigkeit entlassen werden, die er beim Arzt im Allgemeinen nicht erhält. Neben der Umsetzung individueller Klientenwünsche sollte die Motivation jedes Personal Trainers sein, Mitglieder zur regelmäßigen Nutzung des Clubs zu animieren. Kunden, die sich in einem Fitness-Center wohl fühlen, buchen erfahrungsgemäß auch irgendwann Personal Training.

1.6 Gütekriterien

Qualitätskriterien dringend erforderlich

Der bereits erwähnten fehlenden Transparenz von Qualität möchte der Bundesverband Deutscher Personal Trainer e.V. durch ein Gütesiegel Abhilfe schaffen. Kunden sollen zukünftig sicher sein: Zertifizierte Trainer des

Bundesverbandes verfügen über geprüfte sport- und trainingswissenschaftliche Qualifikationen, besitzen eine betriebliche Haftpflichtversicherung und eine Steuernummer beim zuständigen Finanzamt. Diese Bausteine sagen zwar noch nichts über die kommunikativen und motivationalen Fähigkeiten eines Personal Trainers aus, aber immerhin kann der Kunde bei einem zertifizierten Personal Trainer von einer fundierten Ausbildung und einer Gewissenhaftigkeit seiner Dienstleistung (z. B. Pünktlichkeit) gegenüber ausgehen. Die Frage bleibt: Wie bekommt der Kunde von alledem überhaupt etwas mit? Die Pressestelle des Verbandes bemüht sich um eine aktive Kommunikation dieses Themas. Das Gütesiegel soll als Maßstab für Qualität dienen, um so dem Kunden die nötige Transparenz zu vermitteln. Hierfür werden Magazine und Tageszeitungen mit Pressemitteilungen versorgt. Umso öfter Personal Training in den Gazetten gelangt, desto stärker prägen sich die Gütekriterien ein. Sich diesen Qualitätsmaßstäben zu unterwerfen, ist nötig, um langfristig den Markt zu sichern. Denn Freiberuflichkeit bedeutet, viele Fixkosten Monat für Monat vor sich herzuschleppen, die nur über ein bestimmtes Preisniveau zu refinanzieren sind. Während Geldausgänge häufig über Daueraufträge in trauter Regelmäßigkeit das eigene Konto verlassen, entspricht die Zahlungsmoral der Kunden nicht immer dem harmonischen Abbuchungsvorgang. Preis-Dumping beispielsweise durch sozialversicherungsfreie Studenten, die, von der Mensakarte einmal abgesehen, kaum fixe Kosten verantworten müssen, würden den Markt mittelfristig schwächen. Entscheiden Sie sich daher, den Verband mit Ihrer Mitgliedschaft zu stärken. Eine möglichst große Lobby sichert die Seriösität dieser innovativen Dienstleistung – unabhängig davon, ob Sie Ihr Business als hauptberuflicher Studio-PT, Home-PT oder im Nebenerwerb betreiben.

<u>Kontakt:</u>

Bundesverband Deutscher Personal Trainer e.V.

Eupenerstrasse 159
50933 Köln

Tel.: 0221-5506222
Fax: 0221-8207513
E-Mail: info@bdpt.org
Web: www.bdpt.org

<u>Voraussetzungen</u>

Ausreichende Qualifikationen
Eigener Marketingauftritt
Steuernummer beim Finanzamt
Betriebshaftpflichtversicherung

2. ERKLÄRUNGEN

2.1 Manual Resistance

Statische Widerstände

Manual Resistance – ein Begriff aus der englischsprachigen Trainingslehre, der beschreibt, was vor allem Physiotherapeuten aus der manuellen Therapie kennen: Der direkte Körperkontakt zum Kunden. In diesem Fall ist nicht die Hantel das Trainingsgerät sondern die Muskelkraft des Trainers. Diese Form der Trainingsbetreuung wäre im Fitnessclub eigentlich nicht notwendig, denn im Allgemeinen mangelt es den Studios nicht an Equipment. Warum also Übungen in die PT-Einheit einbringen, bei denen der Trainer selbst Hand anlegt, statt die Geschicke des Klienten am Gerät zu beobachten? Für diese Vorgehensweise gibt es viele Gründe, die nicht alle in den Rahmen trainingswissenschaftlicher Grundsätze passen. Der größte Vorteil liegt sicherlich darin, dass ein PT nicht auf den Widerstand von Geräten angewiesen ist. Das heißt konkret: Fährt ein Home-PT zu einem Kundentermin, braucht er eigentlich nicht mehr als die eigenen Hände. Und unsere Hände bringen mehr Gefühl auf als jedes Gerät dieser Welt. Auf diese Weise kann ein PT individuell Widerstände erhöhen, verringern oder Winkel verändern. Durch seine Impulse steuert er funktionelle Bewegungsmuster an und fordert so den Körper des Klienten in seinen kontralateral arbeitenden Muskelschlingen. Hierdurch spürt der feinfühlige Trainer muskuläre Defizite seines Klienten sofort auf.

MANUAL RESISTANCE STÄRKT DAS VERTRAUENSVERHÄLTNIS

Am Anfang einer Trainingsperiode, vor allem bei absoluten Anfängern, ist es ratsam, mit statischen Widerständen zu beginnen. Statisches Training, in der Physiotherapie auch Isometrie genannt, entwickelt physikalisch gesehen keine Arbeit, weil das mathematische Produkt aus Kraft mal Weg Null ist. Mit anderen Worten: Bei statischer Haltearbeit wird kein Weg zurückgelegt und kein Gewicht überwunden wie das Hochwuchten einer Hantel. Physiologisch betrachtet kommt es bei Halteübungen immer zu einem relativ hohen Spannungsanstieg in der Arbeitsmuskulatur. Dieser Effekt ist insbesondere bei Newcomern erwünscht, um ein Overload, also eine Superkompensation zu provozieren, die erste Anpassungserscheinungen in der Muskulatur auslöst. Die höchstmögliche Rekrutierung von motorischen Einheiten (= eine bestimmte Anzahl von Muskelfasern, die von einem einzigen motorischen Nerv gleichzeitig innerviert werden) hängt dabei von der Winkelstellung der Gelenke ab. Führen Sie deshalb alle Übungen des Praxisteils (Kapitel 3) in unterschiedlichen Gelenkpositionen aus. Zudem sollten Sie jede Übung zuerst über den kurzen Hebel anwenden. Kurzer Hebel bedeutet, dass Sie Ihre Widerstandsgriffe nahe der Körpermitte (proximal) ansetzen, um über lange Hebel (distal) weitere Steigerungsmöglichkeiten zu besitzen. Ein Beispiel hierfür ist die Übung „kontralaterale Rückenstreckschlinge". Beginnen Sie mit Griffen knapp unterhalb des Gesäßmuskels und direkt auf dem hinteren Deltamuskel. Später steigern Sie den Schwierigkeitsgrad über Griffe unterhalb des Kniegelenks und auf dem Ellenbogen. Statische Reize brauchen ihre Trainingseffekte allerdings relativ schnell auf. Der Vorteil der Isometrie liegt somit nur in der Anfangsphase einer Trainingsperiode. Ein langfristiger Gebrauch von Isometrie erfüllt keinen weiteren Zweck, denn die initiale hohe Kraftzunahme erreicht schon nach wenigen Trainingseinheiten sein Maximum. Zudem werden funktionelle Bewegungsmuster und die Durchblutungssituation nicht gefördert, was natürlich immer ein führendes Ziel bei jedem Klienten sein sollte. Bei zweimaligem Training pro Woche darf statisches Training daher nicht länger als drei Wochen Platz im Trainingsprogramm finden.

Ein wichtiger Aspekt, weshalb Sie Ihr Personal Training mit Manual Resistance starten sollten, versteckt sich im zwischenmenschlichen Bereich. Durch taktile Reizsetzungen entsteht ein wesentlich höherer Aufforderungscharakter für den Klienten. Die Motivationslage und die Bereitschaft zur Mitarbeit (Compliance) steigen sofort sprunghaft an. Auf der anderen Seite, wenn der Klient nach einer anstrengenden Trainingseinheit in seiner Energie nachlässt, spüren Sie über Ihre Hände und den direkten Augenkontakt (nonverbales Feedback), dass das Workout allmählich ein Ende finden sollte.

MANUAL RESISTANCE ERHÖHT DIE COMPLIANCE DES KUNDEN

Exzentrische Widerstände

Unsere Skelettmuskulatur ist in der Lage sowohl haltend (statisch), überwindend (konzentrisch) als auch nachgebend (exzentrisch) zu arbeiten. Wenn die Phase des statischen Einstiegs in Manual Resistance beendet wurde, kommen kombiniert dynamisch-statische Widerstände ins Spiel, die beim Klienten auch exzentrische Reizsetzungen provozieren. Exzentrische Reize stellen nicht nur die höchste Belastung für Muskulatur dar, sondern auch für menschliches Bindegewebe wie Sehnen, Bänder, Kapsel etc. Um auch die bindegewebigen Strukturen des Bewegungsapparates anzupassen, dürfen die Intensitäten manueller Widerstände sowohl in Dauer der Impulse wie auch in Impulsstärke nicht sprunghaft steigen, auch wenn dies für die Muskulatur unproblematisch zu sein scheint. Aber Vorsicht ist hier Mutter der Porzellankiste, denn eine Sehnenansatzentzündung (Tendinose) darf das Training nicht auslösen, sonst war dies mit Sicherheit die letzte PT-Einheit – zumindest mit diesem Kunden, von einer Beschädigung des eigenen Images ganz zu schweigen, denn PTs leben in der Regel von positiver Mundpropaganda!

Bei den Übungsbeschreibungen im Praxisteil (Kapitel 3) stossen Sie immer wieder auf die Ausdrücke Push (Druck) und Pull (Zug). Diese Begriffe beziehen sich einzig und allein auf die Aktion des Trainers. Push bedeutet, dass der PT einen Druckwiderstand bei seinem Klienten ausübt. Pull heißt, dass er entsprechend etwas auseinander zieht, wie z.B. beim Adduktoren-Pull, wo der PT Zugimpulse gegen die nach innen drückenden Knie einsetzt.

Widerstände im DVZ

Statische, konzentrische oder exzentrische Arbeitsformen der Muskulatur treten im Alltag und im Sport eigentlich nie bzw. selten isoliert auf. In den meisten Fällen handelt es sich um kombinierte Belastungsformen. Eine solche kombinierte Belastungsform ist der Dehnungs-Verkürzungs-Zyklus (DVZ). DVZs treten beispielsweise bei allen Sprüngen auf. Wird ein Muskel bei einer Bewegung (z.B. beim In-die-Hocke-Gehen) gedehnt und ohne längere Übergangsperiode zur anschließenden Verkürzung gezwungen, spricht man von einem DVZ. Hierbei wird in der Muskulatur elastische Energie frei, die wir in der konzentrischen Phase nutzen, um hochzuspringen. Das Sprungvermögen ist umso größer, je kürzer der Übergang von Dehnung zur anschließenden Verkürzung ist. Testen Sie es aus: Springen Sie aus der Hockposition (Kauerstellung) nach oben. Anschließend gehen Sie aus dem Stand schnell in die Hocke und springen sofort nach oben. Womit springen Sie höher?

WAS DER KÖRPER NICHT BRAUCHT, BAUT ER AB

Dieser angesprochene Zyklus von Zugimpulsen und Verkürzungen kommt in allen elementaren Bewegungsformen wie Gehen, Laufen, Springen und Werfen vor und muss daher auch Inhalt jeder PT-Session sein. Leider hat unsere „moderne" Bürogesellschaft verlernt, sich schnellkräftig zu bewegen. Viele Menschen haben bereits Mitte Dreißig Probleme, schmerzfrei ein Treppe abzusteigen, oder von einer Bordsteinkante zu hüpfen. Warum? Fehlende Schnellkraft und mangelnde Koordination! Wie wir wissen, bestehen unsere Muskeln aus drei Typen von Muskelfasern (streng genommen sind es noch mehr!) mit unterschiedlichen energetischen Eigenschaften. Die einen funktionieren besser bei Haltearbeit, die anderen sind eher für schnelle Aktionen ausgelegt. Die in der Fitnessbranche verbreitete Vorstellung, ein bestimmter Muskel sei ein Haltemuskel, ein anderer wiederum ein Bewegungsmuskel, ist nicht mehr als eine Fabel, die sich immer noch hartnäckig im Trainervokabular hält. Jeder Muskel hat eine Verteilung, in der alle Muskelfasertypen repräsentiert sind. Diese Zusammensetzung ist zwar genetisch festgelegt – wir kennen den Spruch: ein Sprinter wird geboren! – und von Muskel zu Muskel verschieden, aber durch Training massiv beeinflußbar. So wird ein Abdominalmuskel eben zum Haltemuskel, wenn er sich nur auf die Stabilisierung des aufrechten Ganges beschränkt. Was der Körper nicht braucht, baut er ab bzw. verkümmert. Dies ist ein unumstößliches Naturgesetz. Im Fall von Muskelgewebe entwickeln sich schnell zuckende Fasern in Richtung langsam-zuckend, wenn die entsprechenden Reize über längere Zeit ausbleiben. Kommt nun ein Mensch im Alltag in eine Situation, wo er schnell reagieren muss, besitzt er keine adäquate Faserstruktur, die in der Läge wäre, in einem Bruchteil von Sekunden eine Schutzspannung aufzubauen, um eine bindegewebige Verletzung zu verhindern. Die Folge: Muskelverletzungen, Sehnenrisse, Band- und Kapselzerrungen!

Um nun verkümmerte Muskelfasern wieder „aufzutauen", sie an schnelle Dehnreize zu gewöhnen und Reflexbögen zu reaktivieren, eignen sich insbesondere manuelle Widerstände, die im so genannten Dehnungs-

Verkürzungs-Zyklus durchgeführt werden. Hierbei spielt die Geschwindigkeit der Reizeinwirkung eine große Rolle – und natürlich der Überraschungseffekt! Überraschungseffekte erzielen Sie vor allem dadurch, dass Sie den optischen Analysator aus dem Verkehr ziehen. Sprich: Fordern Sie Ihren Klienten vor der Ausführung auf, die Augen zu schließen. In dieser Situation hat der Klient keine Chance, über die Augen den Zeitpunkt der Reizeinwirkung vorherzubestimmen und mit einer entsprechenden Voraktivierung der Muskulatur gegenzuregulieren. Er ist nunmehr allein auf sein „inneres Auge" angewiesen. Und dies ist genau der Zustand, den wir produzieren wollen. Unfallsituationen laufen nämlich derart schnell ab, dass die Wirkung des optischen Analysator verpufft, weil diese Informationen zu langsam durch das zentrale Nervensystem verarbeitet werden. Bis die Efferenzen das Erfolgsorgan Muskel erreichen, ist der schädigende Stimulus längst eingetroffen. Eine gezielte muskuläre Gegenspannung bleibt somit aus. Der Körper muss auf den von außen eintreffenden Reiz reagieren – autonom über ein rasant schnell wirksames Reiz-Leitungssystem. Wie aber trainieren wir die motorische Reiz-Leitung des zentralen Nervensystems? Über die Ansteuerung schnellzuckender Muskelfasern und eine Steigerung der Voraktivierung. Voraktivierung heißt, der Muskel steigert seinen Tonus, bevor ein Reiz eintrifft. Man könnte meinen: Der Muskel antizipiert. Er bestimmt eine Reizeinwirkung voraus. Genau das wollen Push und Pull im Dehnungs-Verkürzungs-Zyklus (Prestretch) bewirken. Die muskulären Sicherungssyteme des Klienten sollen lernen, maximal schnell auf eintreffende Reize zu reagieren, um einen schädigenden Stimulus muskulär abzufedern. Deshalb eignet sich Manual Resistance im Prestretch-Verfahren auch hervorragend bei älteren Klienten – bei so genannten Best-Agern, also der Zielgruppe zwischen 50 und 60 Jahren. Dieses Zielklientel hat nämlich nach zwei bis drei Jahrzehnten auf dem Bürostuhl verlernt, sich schnellkräftig im Dehnungs-Verkürzungs-Zyklus zu bewegen. Demzufolge kann man nicht mehr von funktionstüchtigen Schnellkraftfasern sprechen.

MANUELLE REIZE TAUEN VERKÜMMERTE MUSKELFASERN WIEDER AUF

Die Prestrech-Methode

Fehlende Schnellkraft, mangelndes Koordinationsvermögen und eine unzureichende Ernährung sind die Ursachen für viele Verletzungen und Erkrankungen (Oberschenkelhalsbrüche, Osteoporose) im Alter. Dem können wir als PT vorbeugen, indem wir Manual Resistance als Prestretch anbieten. Viele Handwerker beispielsweise leiden unter Wirbelsäulensyndromen. Diese Berufsgruppe hat in der Regel kein Defizit an Kraft, sondern ein Problem damit, dass muskuläre Sicherungssysteme wie der tiefe Errector spinae (z.B. M. multifidus) entweder zu spät rekrutiert werden oder gar nicht mehr auf schnelle Bewegungen reagieren. Die kleinen Muskelgruppen direkt an der Wirbelsäule, die entweder Dornfortsätze oder Dorn- und Querfortsätze benachbarter Wirbelkörper miteinander verbinden, kehren ihre Funktion bei chronischem Rückenschmerz um. Anstatt auf Vibrationen, Erschüt-

terungen und schnelle Reizeinwirkungen anzusprechen, reihen sie sich in die Haltearbeit der großen Rumpfmuskeln ein und gehen so der aktiven Wirbelsäulenstabilisation bei schnellen Bewegungen des Körpers verloren. Auch hierfür eignen sich Übungen aus dem Repertoire von Manual Resistance in der Ausführung Prestrech, um die Reizleitung innerhalb dieser Sicherungsmuskeln zu aktivieren.
Die Prestrech-Methode können Sie je nach Belastungsgrad und Trainingszustand des Klienten unterschiedlich anwenden. Anfänger, die gerade die Phase statischer Anbahnung beendet haben, vertragen regelmäßige Impulse von schnellen Druck- oder Zugphasen des Trainers bei geöffneten Augen. In späteren Phasen können Sie stärkere Druck- oder Zugimpulse einsetzen, die Impulsphasen verlängern, die Frequenz der Impulsphasen verkürzen oder verlängern und mit geschlossenen Augen des Klienten agieren, um die angesprochenen Überraschungseffekte auszulösen. Achten Sie allerdings bei allen Übungen darauf, dass Sie sich selbst nicht in ungünstige Hebelverhältnisse bringen. Denn wenn Sie beispielsweise in stark flektierter und leicht rotierter Wirbelsäule ruckartige Druck- oder Zugimpulse setzen, dankt es Ihnen das Rückgrat mit dem ein oder anderen Hexenschuss. Insbesondere als freiberuflicher PT müssen Sie bei allem Elan auch an Ihre eigene Gesundheit denken. Denn Ausfallzeiten bedeuten Umsatzeinbußen!

2.2 Assisted Stretching

Wo liegt der Stein der Weisen?
Wohl über kein Gebiet der Trainingswissenschaft ist so viel geschrieben und philosophiert worden wie über das Thema Dehnung. Wirft man einen Blick in die Fitnesslandschaft, dann stellt das versierte Auge fest, dass viele unterschiedliche Konzepte über die Trainingsflächen geistern. Der eine sagt: Dehnung vor dem Training sei unheimlich wichtig! Der andere meint: Stretching nach dem Training gehöre in jede Trainingseinheit. Ein anderer Trainer ist wiederum der Meinung, eine kurze Dehnphase zwischen den Sätzen, nach jeder Serie, nach jeder Muskelgruppe etc. sei entscheidend für eine bessere Duchblutung, für die Regeneration der Bindegewebsanteile, zur Entspannung der Muskelfasern und so weiter. Wer hat denn nun Recht? Wo liegt der Stein der Weisen vergraben? Aus den neuesten Erkenntnissen der Sportwissenschaft heraus, verfehlt das statische Dehnen der Muskulatur, auch als Stretching bekannt geworden, zumindestens vor einer intensiven Ausdauer- und/oder Krafteinheit seinen Zweck. Wird die Muskulatur vor einem intensiven Satz (Serie) gedehnt, entsteht sogar ein größeres Gefahrenpotential für alle Formen von Muskel- und Sehnenverletzungen. Die Begründung hierfür ist ebenso einfach wie einleuchtend: Warum sollten wir den Tonus aus dem Muskel herausnehmen, wenn wir ihn am Gerät oder an der Hantel doch gebrauchen? Wesentlich sinnvoller sind tonusaufbauende Warm-up-Methoden, die den Muskel bzw. eine Muskelkette auf Bewegungen im Dehnungs-

VIELE DEHNKONZEPTE GEISTERN DURCH DIE STUDIOS

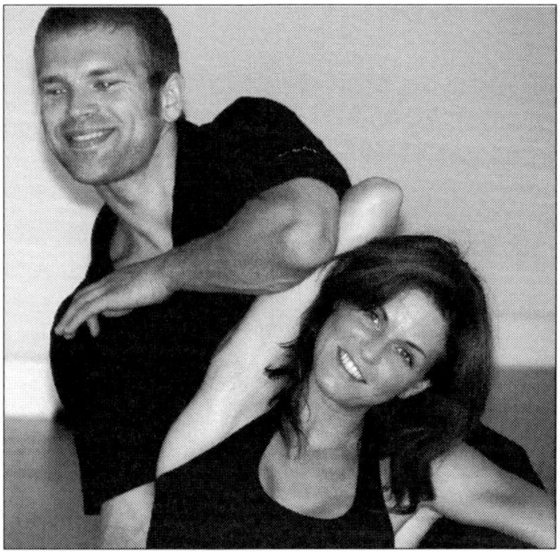 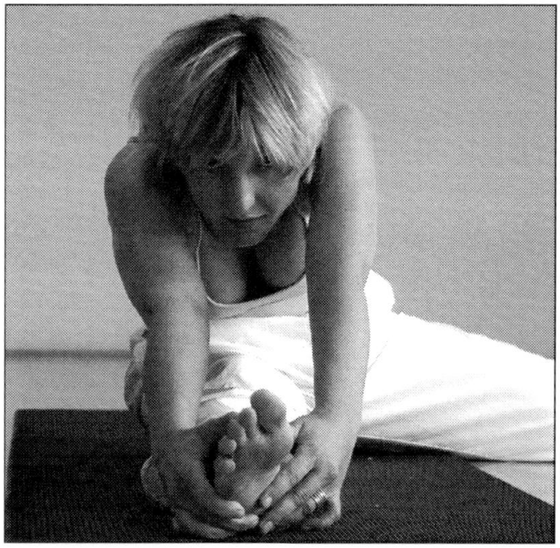

Assisted Stretching versus Active Stretching – welches ist die bessere Methode? Für den Kunden mit Sicherheit erstere Version, denn er fühlt sich kompetent betreut, wenn der PT selbst Hand anlegt.

Verkürzungs-Zyklus vorbereit. Hier bieten sich sämtlich Formen von Sprüngen an. Aber auch ein Warm-up am Gerät/Hantel erfüllt seinen Zweck, wenn die Spannung kontinuierlich aufgebaut wird. Wir empfehlen Ihnen den Einsatz von zwei tonusaufbauenden Sätzen – der erste mit 50%, der zweite mit 75% des individuellen Trainingsgewichtes. Auf diese Weise kann Ihr Klient auf Dauer deutlich höhere Intensitäten überwinden.

Wissenschaft versus Kundenbedürfnis

In den 80er und 90er Jahren lehnte die Fitnessgemeinde das wippenden Dehnen kategorisch ab. Selbsternannte Stretching-Experten waren der Ansicht, durch das federnde Dehnen würde der muskuläre Dehnungsreflex (Eigenreflex) ausgelöst. Heute weiss die Sportwissenschaft, dass dies nicht passiert, weil die Reizeinwirkung beim wippenden, federnden Dehnen viel zu langsam geschieht. Diskussionen auf Fitnesstrainer-Ausbildungen verdeutlichen indes, dass diese Erkenntnisse noch nicht in den Fitness-Clubs dieser Republik angekommen sind. Lässt du heutzutage Stretching aus einem Programm heraus, beschweren sich zuweilen Kunden, weil sie diese Maßnahme bereits als Standard eines gesundheitsorientierten Trainings verinnerlicht haben. Stellst Du das Thema Dehnung in Frage, sind in der Ausbildung befindliche Fitness-Trainer volkommen frustriert, weil Sie „Kochrezepte" erwarten, die als Schablone für künftige Trainingsplanungen dienen sollen. Sogar in stationären und ambulanten Rehabilitationszentren sowie in Kureinrichtungen hat sich Dehnung bzw. Stretching zum ungeschriebenen Gesetz entwickelt. Der Mensch passt aber in keine Schablone! Jeder Jeck ist anders, sagt der Kölner.

Wissenschaft hin oder her. Letztendlich geht es nicht darum, wissenschaftliche Laborsituationen im Training herzustellen, sondern sich an dem zu orientieren, was der Klient als wohltuend empfindet. Und in der Tat bestätigt fast jeder Kunde ein angenehmes Gefühl, wenn er nach einem anstrengenden Workout von seinem Personal Trainer gestrecht wird. Vor und während eines Krafttrainings sollten Sie Dehnungsübungen allerdings nicht anwenden. Die Verletzungsgefahr steigt hierdurch rapide an – vor allem bei unerfahrenen Fitnesssportlern! Nach einem intensiven Training fördert Stretching den Abbau von Stoffwechselschlacken. Zudem können Sie diese Zeit gemeinsam mit ihrem Klienten nutzen, das Training noch einmal Revue passieren zu lassen, auf Fehler und Schwächen einzugehen und die weitere Trainingsplanung zu besprechen – je nachdem, worauf Ihr Kunde in diesem Moment Wert legt. Hier ist also das berühmte Fingerspitzengefühl gefragt, auf die Dinge einzugehen, die die Kundenbindung fördern.

DER MENSCH PASST IN KEINE SCHABLONE

Assisted Stretching per Contract-Release

In der Trainingswissenschaft unterscheidet man grundsätzlich zwischen aktivem (vom Klienten selbst ausgeführt) und passivem (vom Trainer ausgeführt) Dehnen. Beim Assisted Stretching handelt es sich somit um eine passive Dehnungsmethode. Dies macht trotz aller Kritik im Personal Training durchaus Sinn, denn der Kunde fühlt sich durch diese Maßnahme individuell betreut. Im weiteren differenziert die Trainings- und Bewegungslehre zwischen statischem und dynamischem Dehnen. Statisches Dehnen ist gekennnzeichnet durch ein langsames Einnehmen der Dehnposition bis zu einem ersten Dehnreiz, der in dieser Position 15-30 Sekunden gehalten wird. Beim dynamischen Dehnen erfolgt ein ständiger Wechsel zwischen Einnehmen und Verlassen der Dehnposition durch Bewegung mit etwa 10-15 Wiederholungen. Wir empfehlen allerdings das aus der Physiotherapie bekannte postisometrische Dehnen, auch Contract-Release-Dehnung (CR) genannt. Hierbei nimmt der Klient eine Dehnposition bis zu einem ersten Dehnreiz ein und spannt in dieser Winkelstellung seine Muskulatur mit mittlerer Intensität statisch für zirka zehn Sekunden gegen den Widerstand des Trainers an. Anschließend erfolgt die Entspannung des kontrahierten Muskels, indem Sie den zu dehnenden Muskel langsam weiterdehnen bis zu einem neuen Dehnreiz. Diesen Zyklus führen Sie in 2-3 Serien mehrfach durch. Der Effekt: Aufgrund der vorgeschalteten Kontraktion lässt sich der Muskel deutlich stärker dehnen, ohne dass die Faserbündel eine Schutzspannung aufbauen. Hierdurch wird zumindest passiv die Beweglichkeit um ein Vielfaches gesteigert. Ausdrücklich gesagt werden muss, dass es an dieser Stelle nicht um eine wissenschaftliche Diskussion geht. Über den Sinn und Zweck bestimmter Dehnmethoden lässt sich lange und hartnäckig streiten. Nicht zu bezweifeln ist nämlich, dass der Dehneffekt mit der gewonnenen passiven Beweglichkeit relativ schnell verpufft, da die bindegewebigen Anteile eines Skelettmuskels dafür sorgen, dass die gedehnten Fasern zügig in ihren ursprünglichen Ruhetonus zurückkehren. Aber wie gesagt: Assisted Stretching dient vordergründig dem Zweck, dem Klienten ein Höchstmaß an

Betreuungsleistung entgegenzubringen und für einen entspannten Ausklang im Sinne eines Cool-downs nach einer anstrengenden Trainingseinheit zu sorgen. Hierbei spielen kommunikative und psychologische Aspekte der Kundenbetreuung eine viel größere Rolle als trainingswissenschaftliche Grundsätze!

2.3 Do´s and Don´ts

Viele Probleme problemlos

Zweifellos gibt es bei Manual Resistance und Assisted Stretching viele Gründe für ein „Do" aber auch eine Menge „Don´ts", die es zu beachten gilt. Die folgende Tabelle (Tab. 2-1) gibt Ihnen einen groben Überblick über Für und Wider dieser beiden PT-Trainingsmethoden bei bestimmten Einschränkungen Ihrer Klienten. Diese Sortierung erhebt allerdings keinen Anspruch auf Wissenschaftlichkeit. Sie basiert lediglich auf 10-jähriger Erfahrung mit Manual Resistance und Assisted Stretching und bedarf ohnehin einer individuellen Abstimmung mit dem Kunden.

ASSISTED STRETCHING SORGT FÜR EINEN ENTSPANNTEN AUSKLANG

Bei Bagatellverletzungen des Muskels, wie Zerrungen und Faserrissen, sollten Sie bis einschließlich der zweiten posttraumatischen Woche tunlichst jede Form von exzentrischer oder dehnender Belastung aus Ihrem Programm streichen. Immer wieder sieht man Sportler oder Fitnesstreibende, die bei muskulären Probleme in extreme Dehnposition gehen, im guten Glauben, mit dieser Maßnahme irgendetwas positives im Muskelgewebe zu bewirken. Im Gegenteil: Sobald die kleinste Mikroverletzung vorliegt, erfolgt ein Reperationsprozess im Körper, der in den ersten sieben Tagen nicht gestört werden darf. In der zweiten Woche verträgt der Muskel in der Regel erste vorsichtige statische Belastungen wieder, die von Tag zu Tag an Intensität zunehmen dürfen. Sehnenverletzungen (Ansatztendinosen) sind ein großes Problem: So lange die Ansatzone auf die geringste Reizsetzung mit Schmerz reagiert, müssen Sie die geschädigte Struktur in Ruhe lassen. In diesem Fall ist weniger mehr, denn weitere Belastungen können schnell zur Chronifizierung führen.

Beide vorgestellten PT-Methoden sind in puncto Gelenkarthrose unproblematisch. Aufpassen sollten Sie allerdings bei Übungen in Bauchlage, wenn der Kunde an einer Arthrose der kleinen Wirbelgelenke (Spondylarthrose) leidet. Bei ruckartigen Streckungen in die Hyperlordose, reagiert ein Spondylarthrotiker mit blitzartig einstechenden Schmerzen. Vermeiden Sie daher zu starke Lordosierungen – aber nicht die Übung selbst, denn der Rückenstrecker (Errector spinae) möchte trotz arthrotischer Vorgänge in der Wirbelsäule trainiert werden. Ansonsten läuft der Kunde Gefahr, in Schonhaltungen auszuweichen, die ihn immer belastungsinstabiler werden lassen.

Für Osteoporosepatienten bietet sich Manual Resistance geradezu an. Durch die manuellen, dreidimensionalen Widerstände kommt es zu hohen Zug- und Rotationskräften, die die Grundlage für die Knochenernährung an den besonders gefährdeten Stellen Handgelenk, Brustwirbelsäule und Femurkopf darstellen. Chronischer Rückenschmerz ist häufig eine

Indikation	Manual Resistance	Assisted Stretching
Muskelverhärtungen (Myogelosen)	Nein	Ja
Muskelzerrungen/ Muskelfaserrisse	Nein	Nein
Sehnenansatzreizungen (Tendinosen)	Nein	Nein
Osteoporose	Ja[1]	Ja[1]
Gelenkarthrose	Ja[1]	Ja[1]
Chronischer Rückenschmerz (Lumbago/Ischialgie)	Ja[2]	Ja[2]
Bandscheibenvorfall (Protusion/Prolaps)	Ja	Ja
Bluthochdruck	Ja[3]	Ja
Zustand nach Herzinfakt	Nein	Ja
Hüft- und Kniegelenkersatz	Ja	Ja[4]
Schwangerschaft	Ja[3]	Ja[1]

Tabelle 2-1: Indikationen und Kontraindikationen für Manual Resistance und Assisted Stretching.

1 = je nach individuellem Befinden des Klienten

2 = nach Abklingen der akuten Entzündungsphase (bis 7 Tage)

3 = zu lange Pressatmungsphasen unbedingt vermeiden; keine lang andauernden Impulse verwenden

4 = die Kombination von Flexion, Adduktion und Innenrotation im Hüftgelenk vermeiden

Folge eines akuten Defektes mit dem Ergebnis massiver Schonhaltungen. Über Assisted Stretching können Sie Schutzkontraktionen erst einmal gezielt aufspüren und über die Contract-Relax-Methode dann dazu beitragen, dass Kontrakturen abgebaut werden. Anschließend sorgen ausgewählte Übungen aus dem Manual Resitance-Pool dafür, dass die geschwächten Gebiete tonisiert werden, um den Teufelskreis aus Schmerz und Schonhaltung aktiv zu durchbrechen.

Bei Bluthochdruck (Hypertonie) und Zustand nach Herzinfakt sollten Sie auf den so genannten Vasalva-Effekt achten. Bei langen isometrischen Impulsen bzw. bei hohen Belastungen entwickeln sich aufgrund von Pressatmung Blutdruckspitzen, die sich bei vorbelasteten Kunden problematisch auswirken können. Ein allzu zimperlicher Umgang ist jedoch auch hier nicht geboten, denn zu große Vorsicht sorgt nur dafür, dass Herz-Kreislaufpatienten jeglicher Belastung aus dem Weg gehen. Inaktivität und Belastungsarmut wirken sich lanngfristig negativer aus, als eine kurzfristig hohe Belastung.

In der Betreuung von Klienten mit künstlichem Hüftgelenk sollten Sie die Kombination von Flexion, Adduktion und Innenrotion unbedingt vermeiden, denn diese Gelenkposition könnte unter Druckeinwirkung zur Luxation führen. Rotationen bei gebeugtem Kniegelenk sind bei einer Kniegelenkplastik ebenso mit Vorsicht zu genießen. Bleiben Sie ohne therapeutische Erfahrung lieber auf der sicheren Seite indem Sie extreme Winkelstellungen – wenn es die häufig kontrakte Muskulatur überhaupt zulässt – einfach vermeiden!

Frauen, die sich in der Schwangerschaft befinden, sollten in jedem Fall weiter trainieren. Konzentrieren Sie sich allerdings bei diesem Klientel auf jene Körpergebiete, die nicht in direktem Kontakt zur Bauchhöhle stehen. Zumindest gilt dies für Manual Resistance-Übungen. Ein Training der Bauch- und Beckenbodenmuskulatur sollte besser durch den Einsatz des eigenen Körpergewichts denn über externe Reizsetzungen erfolgen. Assisted Stretching können Sie je nach Umstand und Wohlbefinden des Klienten gefahrlos einsetzen. Allerdingss sollten die Dehnphasen nicht zu lang gestaltet sein (< 20 sec.), um den bereits vorgedehnten Körperpartien keinen weiteren Nachschub zu leisten

3. PERSONAL TRAINING IN DER PRAXIS

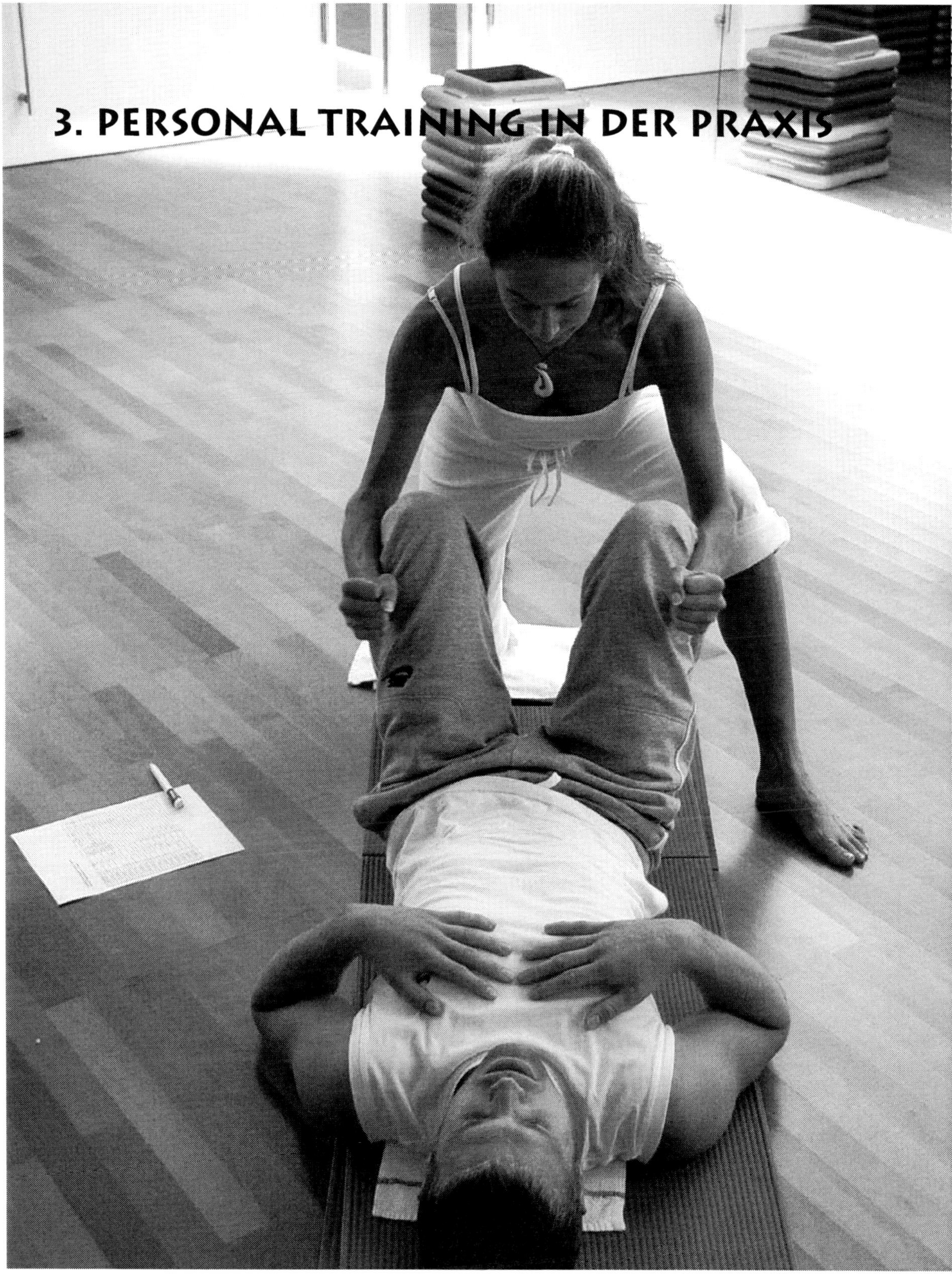

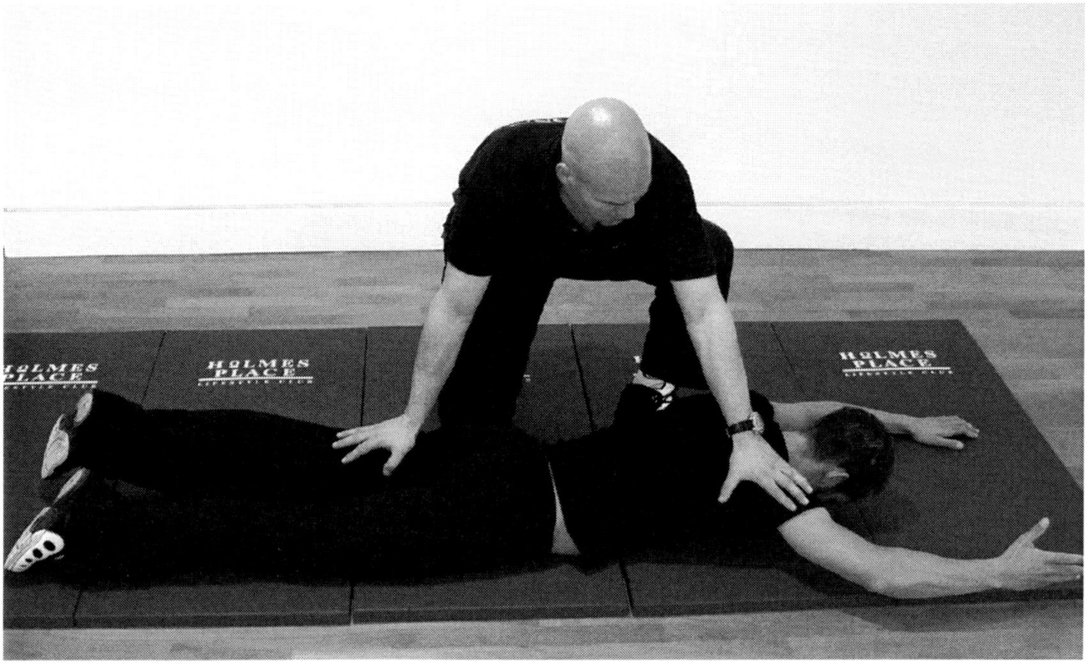

ÜBUNG	KONTRALATERALER ERRECTOR-PUSH (KURZER HEBEL)
Anwendung	• Klient hebt in Bauchlage die gestreckten Beine bis zur Hüfte und den Oberkörper bis zum Brustbein an • Trainer gibt je nach Trainingsziel sanfte, starke sowie lange oder kurze Impulse oberhalb (proximal) des Knies und auf dem Schulterblatt
Wirkbereich	• Rückenstrecker (M. errector spinae), großer Gesäßmuskel (M. glutaeus max.) und Kniebeugegruppe (M. ischiocrurales)
Belastungsart	• Langer, gleichmäßiger Druck = statische Anspannung (Isometrie) • Kurze, starke Druckimpulse = Dehnungs-Verkürzungs-Zyklen (Plyometrie)
Variationen	• Veränderung der Druckstärke • Unregelmäßiger Rhythmus von langen und kurzen Impulsen
Hinweise	• Bei Trainingseinsteigern und Bluthochdruckpatienten keine zu langen Impulse einsetzen (Pressatmung!) • Auf die eigene Haltung (gestreckter Rücken!) beim Drücken achten • Den Übenden bei langen Druckphasen zum Atmen auffordern

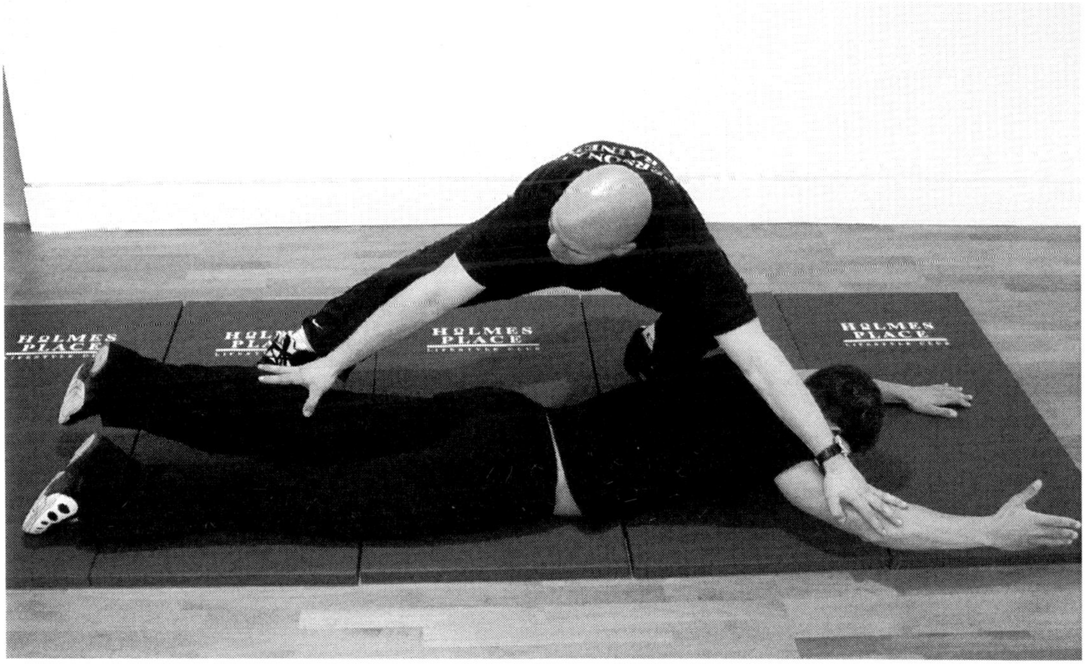

ÜBUNG	KONTRALATERALER ERRECTOR-PUSH (LANGER HEBEL)
Anwendung	• Klient hebt in Bauchlage ein gestrecktes Bein bis zur Hüfte und den Oberkörper auf der gegenüberliegenden Seite bis zum Brustbein an • Trainer gibt je nach Trainingsziel sanfte, starke sowie lange oder kurze Impulse unterhalb (distal) des Kniegelenks und im Bereich des Oberarms
Wirkbereich	• Rückenstrecker (M. errector spinae), großer Gesäßmuskel (M. glutaeus max.), Beinbeuger (M. ischiocrurales), Abduktoren der Schulter
Belastungsart	• Langer, gleichmäßiger Druck = statische Anspannung (Isometrie) • Kurze, starke Druckimpulse = Dehnungs-Verkürzungs-Zyklen (Plyometrie)
Variationen	• Veränderung der Druckstärke • Unregelmäßiger Rhythmus von langen und kurzen Impulsen
Hinweise	• Bei Trainingseinsteigern und Bluthochdruckpatienten keine zu langen Impulse einsetzen (Pressatmung!) • Auf die eigene Haltung (Rücken!) bei der Ausführung achten • Den Übenden bei langen Druckphasen zum Atmen auffordern

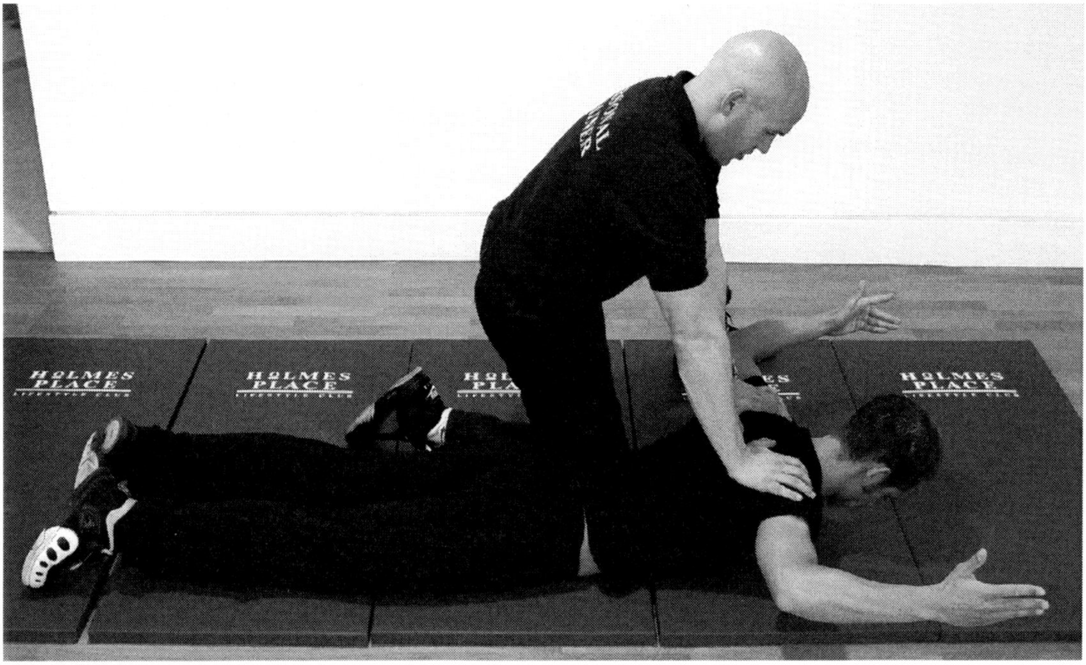

ÜBUNG	ERRECTOR-PUSH (SCHULTERBLATT)
Anwendung	• Klient hebt in Bauchlage den Oberkörper höchstmöglich an • Trainer gibt je nach Trainingsziel sanfte, starke sowie lange oder kurze Impulse auf beide Schulterblätter
Wirkbereich	• Rückenstrecker (M. errector spinae), großer Gesäßmuskel (M. glutaeus max.), Beinbeugegruppe (M. ischiocrurales)
Belastungsart	• Langer, gleichmäßiger Druck = statische Anspannung (Isometrie) • Kurze, starke Druckimpulse = Dehnungs-Verkürzungs-Zyklen (Plyometrie)
Variationen	• Veränderung der Druckstärke • Unregelmäßiger Rhythmus von langen und kurzen Impulsen
Hinweise	• Bei Trainingseinsteigern und Bluthochdruckpatienten keine zu langen Impulse einsetzen (Pressatmung!) • Auf die eigene Haltung bei der Ausführung achten • Den Übenden bei langen Druckphasen zum Atmen auffordern

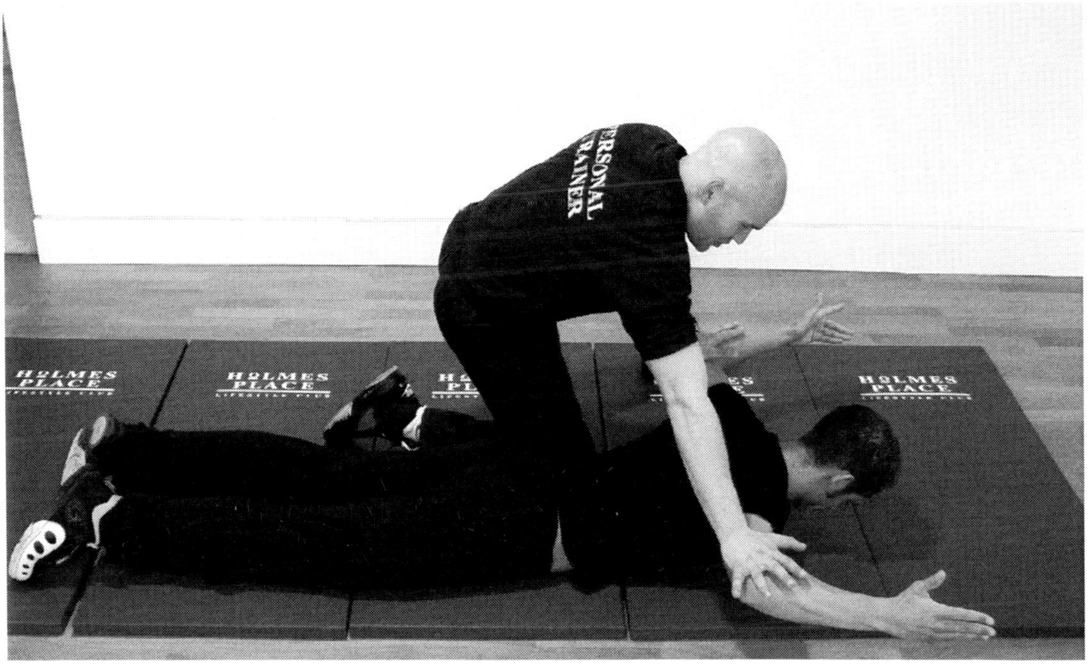

ÜBUNG	ERRECTOR/RHOMBO-PUSH (ELLENBOGEN)
Anwendung	• Klient hebt in Bauchlage den Oberkörper höchstmöglich an • Trainer gibt je nach Trainingsziel sanfte, starke sowie lange oder kurze Impulse auf beide Ellenbogen
Wirkbereich	• Rückenstrecker (M. errector spinae), großer Gesäßmuskel (M. gluteaus max.), Rautenmuskel (M. rhomboideus), Kappenmuskel (M. trapezius)
Belastungsart	• Langer, gleichmäßiger Druck = statische Anspannung (Isometrie) • Kurze, starke Druckimpulse = Dehnungs-Verkürzungs-Zyklen (Plyometrie)
Variationen	• Veränderung der Druckstärke • Unregelmäßiger Rhythmus von langen und kurzen Impulsen
Hinweise	• Bei Trainingseinsteigern und Bluthochdruckpatienten keine zu langen Impulse einsetzen (Pressatmung!) • Auf die eigene Haltung bei der Ausführung achten • Den Übenden bei langen Druckphasen zum Atmen auffordern

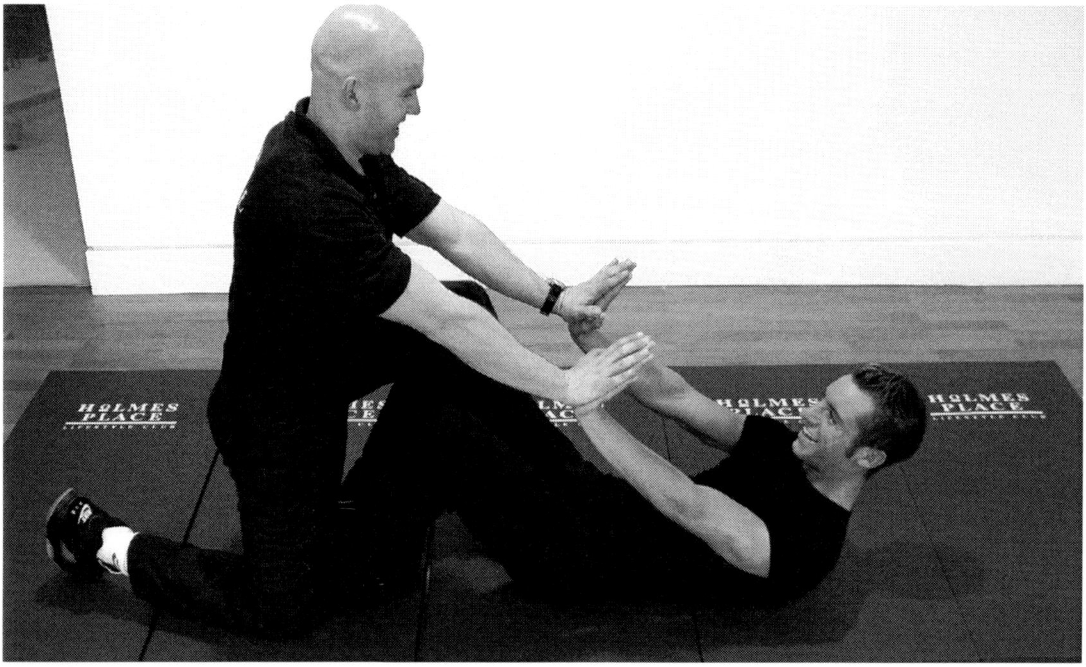

ÜBUNG	OBERER ABDOMINAL-PUSH (VORGESTRECKT)
Anwendung	• Klient rollt in Rückenlage mit aufgestellten Beinen den Oberkörper bei vorgestreckten Armen höchstmöglich auf („Nase nach vorn") • Trainer gibt je nach Trainingsziel sanfte, starke sowie lange oder kurze Impulse auf die Handflächen der gestreckten Arme
Wirkbereich	• Gerade Bauchmuskulatur (M. rectus abdominis/obere Kompartmente)
Belastungsart	• Langer, gleichmäßiger Druck = statische Anspannung (Isometrie) • Kurze, starke Druckimpulse = Dehnungs-Verkürzungs-Zyklen (Plyometrie)
Variationen	• Veränderung der Druckstärke, Veränderung der Druckrichtung zur Seite • Unregelmäßiger Rhythmus von langen und kurzen Impulsen
Hinweise	• Bei Trainingseinsteigern und Bluthochdruckpatienten keine zu langen Impulse einsetzen (Pressatmung!) • Auf die eigene Haltung bei der Ausführung achten • Den Übenden bei langen Druckphasen zum Atmen auffordern

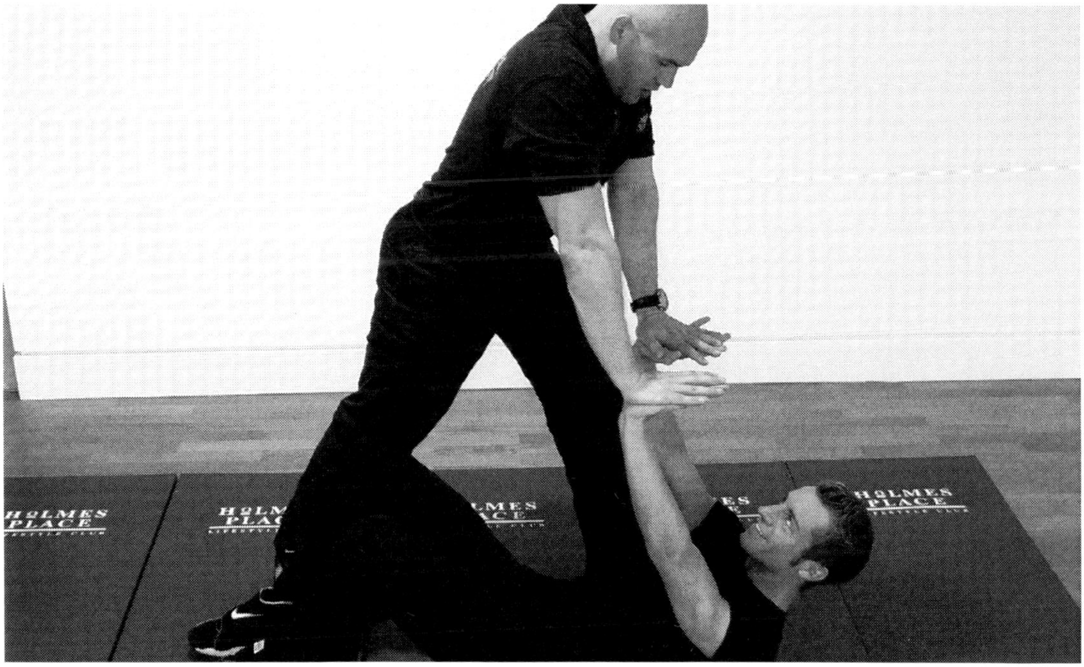

ÜBUNG	OBERER ABDOMINAL-PUSH (HOCHGESTRECKT)
Anwendung	• Klient rollt in Rückenlage mit aufgestellten Beinen den Oberkörper bei hochgestreckten Armen höchstmöglich auf („Nase zur Decke") • Trainer gibt im Stand je nach Trainingsziel sanfte, starke sowie lange oder kurze Impulse von oben auf die Handflächen der gestreckten Arme
Wirkbereich	• Gerade Bauchmuskulatur (M. rectus abdominis/obere Kompartmente)
Belastungsart	• Langer, gleichmäßiger Druck = statische Anspannung (Isometrie) • Kurze, starke Druckimpulse = Dehnungs-Verkürzungs-Zyklen (Plyometrie)
Variationen	• Veränderung der Druckstärke, Veränderung der Druckrichtung zur Seite • Unregelmäßiger Rhythmus von langen und kurzen Impulsen
Hinweise	• Bei Trainingseinsteigern und Bluthochdruckpatienten keine zu langen Impulse einsetzen (Pressatmung!) • Auf die eigene Haltung bei der Ausführung achten • Den Übenden bei langen Druckphasen zum Atmen auffordern

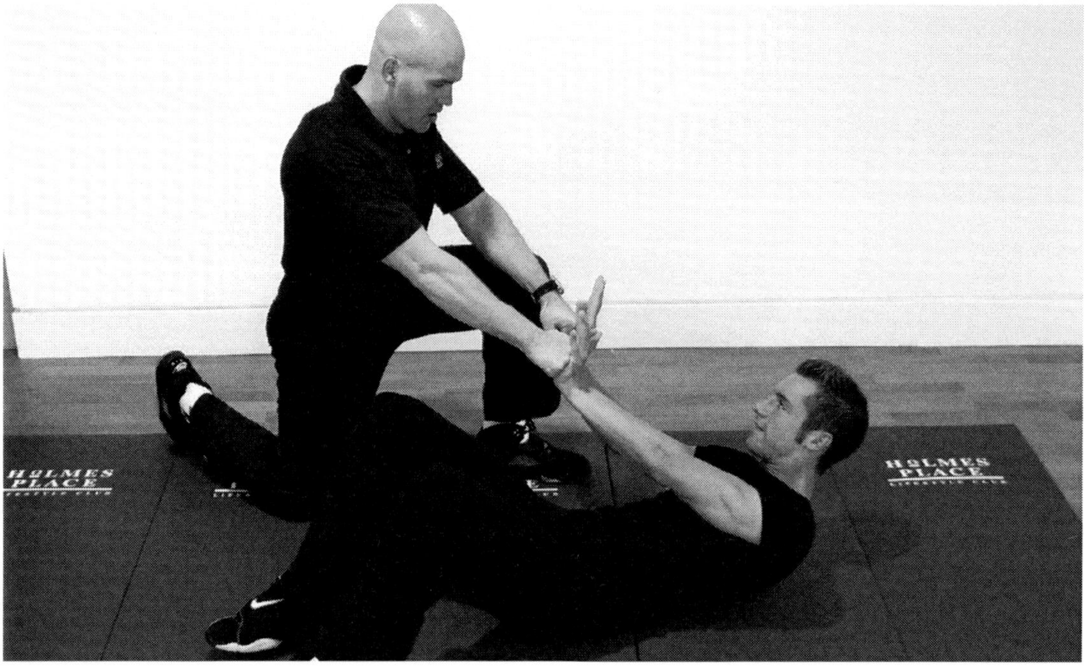

ÜBUNG	OBLIQUUS-PUSH
Anwendung	• Klient rollt in Rückenlage mit aufgestellten Beinen den Oberkörper zur Seite hin höchstmöglich auf; die Arme sind vorgestreckt • Trainer gibt je nach Trainingsziel sanfte, starke sowie lange oder kurze Impulse auf die Handflächen der gestreckten Arme
Wirkbereich	• Schräge Bauchmuskulatur (M. obliquus ext./int.)
Belastungsart	• Langer, gleichmäßiger Druck = statische Anspannung (Isometrie) • Kurze, starke Druckimpulse = Dehnungs-Verkürzungs-Zyklen (Plyometrie)
Variationen	• Veränderung der Druckstärke, Winkelveränderungen zur Seite • Unregelmäßiger Rhythmus von langen und kurzen Impulsen
Hinweise	• Bei Trainingseinsteigern und Bluthochdruckpatienten keine zu langen Impulse einsetzen (Pressatmung!) • Auf die eigene Haltung bei der Ausführung achten • Den Übenden bei langen Druckphasen zum Atmen auffordern

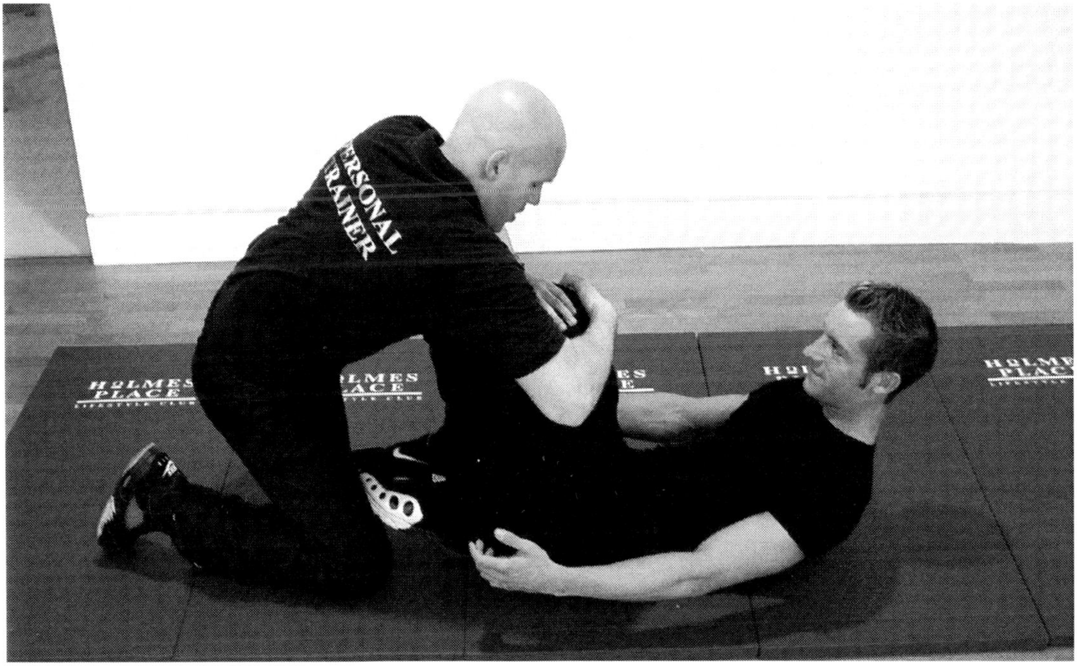

ÜBUNG	HÜFTBEUGER-PULL
Anwendung	• Klient rollt in Rückenlage mit angewinkelten Beinen den Oberkörper höchstmöglich auf („Nase nach vorne") • Trainer gibt je nach Trainingsziel sanfte/starke Zugimpulse mit kurzer/langer Einwirkungszeit oberhalb der Kniescheibe (Patella)
Wirkbereich	• Gerade Bauchmuskulatur (M. rectus abdominis/obere Kompartmente), Hüftbeuger (M. iliopsoas/M. rectus femoris)
Belastungsart	• Langer, gleichmäßiger Druck = statische Anspannung (Isometrie) • Kurze, starke Druckimpulse = Dehnungs-Verkürzungs-Zyklen (Plyometrie)
Variationen	• Veränderung der Druckstärke, Veränderung der Druckrichtung zur Seite • Unregelmäßiger Rhythmus von langen und kurzen Impulsen
Hinweise	• Bei Trainingseinsteigern und Bluthochdruckpatienten keine zu langen Impulse einsetzen (Pressatmung!) • Auf die eigene Haltung bei der Ausführung achten • Den Übenden bei langen Druckphasen zum Atmen auffordern!

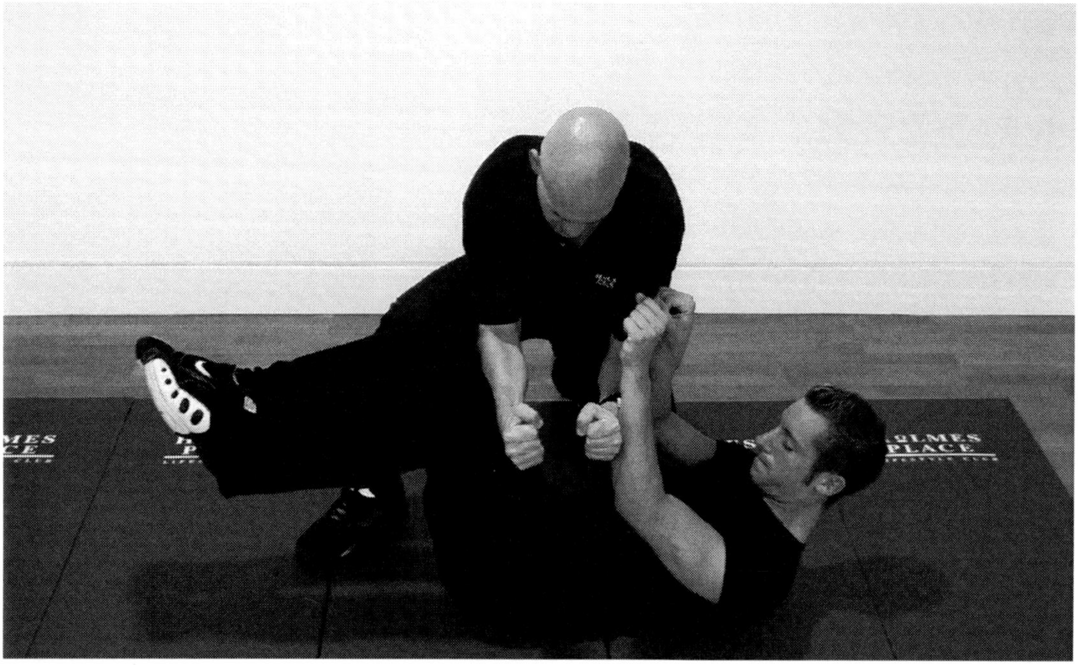

ÜBUNG	RUMPFBEUGESCHLINGEN-PULL
Anwendung	• Klient rollt in Rückenlage mit angewinkelten Beinen den Oberkörper höchstmöglich auf und streckt die Arme nach vorne • Trainer gibt je nach Trainingsziel sanfte/starke Zugimpulse mit kurzer/langer Einwirkungszeit durch Auseinanderziehen von Oberschenkeln und Armen
Wirkbereich	• Gerade Bauchmuskulatur (M. rectus abdominis/obere Kompartmente), Hüftbeuger (M. iliopsoas/M. rectus femoris)
Belastungsart	• Langer, gleichmäßiger Druck = statische Anspannung (Isometrie) • Kurze, starke Druckimpulse = Dehnungs-Verkürzungs-Zyklen (Plyometrie)
Variationen	• Veränderung der Druckstärke, Veränderung der Druckrichtung zur Seite • Unregelmäßiger Rhythmus von langen und kurzen Impulsen
Hinweise	• Bei Trainingseinsteigern und Bluthochdruckpatienten keine zu langen Impulse einsetzen (Pressatmung!) • Auf die eigene Haltung bei der Ausführung achten • Den Übenden bei langen Druckphasen zum Atmen auffordern!

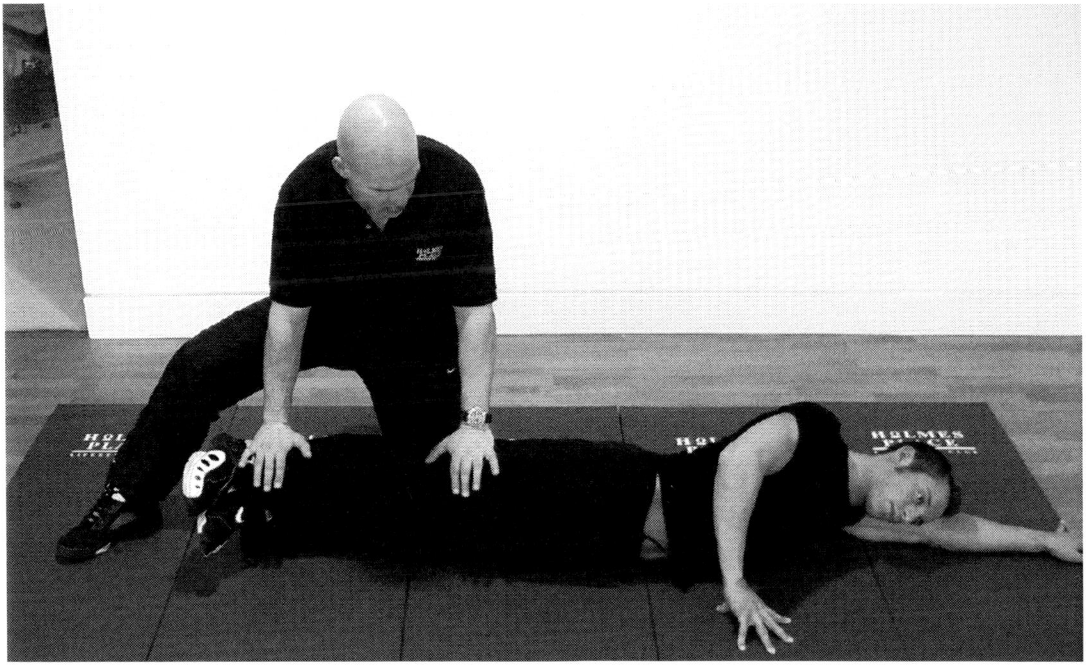

ÜBUNG	TRANSVERSUS-PUSH (STABIL)
Anwendung	• Klient befindet sich in Seitenlage und stabilisiert diese Haltung mit dem bodenentfernten Arm; der bodennahe Arm lagert den Kopf • Trainer gibt je nach Trainingsziel sanfte/starke Druckimpulse mit kurzer/langer Einwirkungszeit auf Sprung- und Kniegelenk des bodenentfernten Beins
Wirkbereich	• Seitliche Rumpfmuskulatur (M. quadratus lumborum/M. transversus abdominis/M. obliquus ext./int.)
Belastungsart	• Langer, sanfter Druck = statische Anspannung (Isometrie) • Kurze, starke Druckimpulse = Dehnungs-Verkürzungs-Zyklen (Plyometrie)
Variationen	• Veränderung der Druckstärke • Unregelmäßiger Rhythmus von langen und kurzen Impulsen
Hinweise	• Guter Einstieg für Traininsganfänger bei Rückenproblemen • Bei Trainingseinsteigern und Bluthochdruckpatienten keine zu langen Impulse einsetzen (Pressatmung!) • Den Übenden bei langen Druckphasen zum Atmen auffordern!

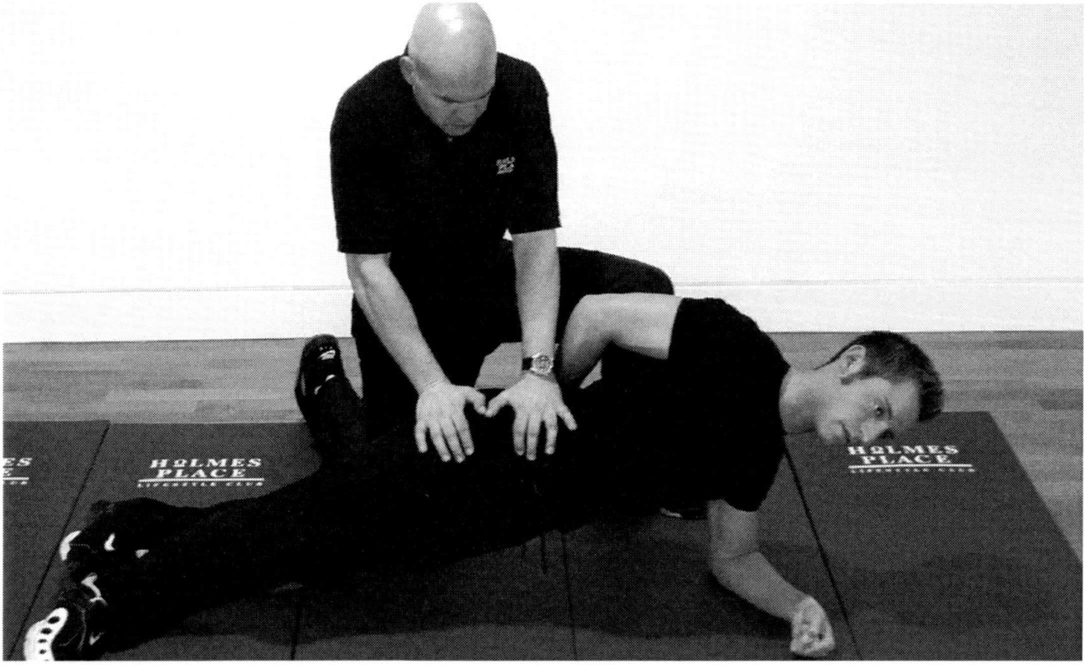

ÜBUNG	TRANSVERSUS-PUSH (INSTABIL)
Anwendung	• Klient befindet sich im Seitstütz, stabilisiert diese Haltung mit dem bodennahen, gebeugten Arm und die hintereinander aufgesetzten Fußkanten • Trainer gibt je nach Trainingsziel sanfte/starke Zugimpulse mit kurzer/langer Einwirkungszeit durch Druck auf den äußeren Beckenkamm
Wirkbereich	• Seitliche Rumpfmuskulatur (M. transversus abdominis/M. obliquus ext./int./M. quadratus lumborum), Gesäßmuskulatur, Schulterrotatoren
Belastungsart	• Langer, sanfter Druck = statische Anspannung (Isometrie) • Kurze, starke Druckimpulse = Dehnungs-Verkürzungs-Zyklen (Plyometrie)
Variationen	• Veränderung der Druckstärke • Unregelmäßiger Rhythmus von langen und kurzen Impulsen
Hinweise	• Für Fortgeschrittene bei Rückenproblemen geeignet • Bei Kniebeschwerden (Menisken/Bänder) von Fall zu Fall abwägen (Try-out) • Den Übenden auffordern, die Hüfte nach vorne durchzustrecken • Den Kopf in Verlängerung der Wirbelsäule halten

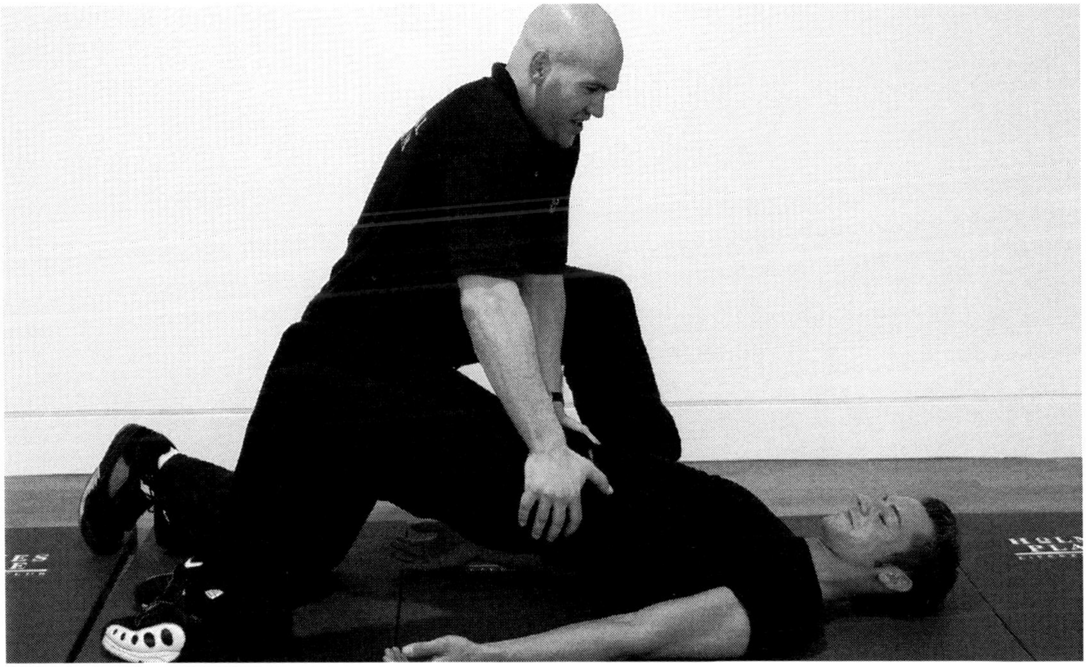

ÜBUNG	STRECKSCHLINGEN-PUSH (STABIL)
Anwendung	• Klient befindet sich in der Brücke bei maximal gestreckter Hüfte • Trainer gibt je nach Trainingsziel sanfte/starke Druckimpulse mit kurzer/langer Einwirkungszeit auf beide Beckenschaufeln
Wirkbereich	• Rückenstrecker (M.errector spinae), Gesäßmuskulatur (M. glutaeus max.), Schulterblattfixatoren (M. rhomboideus/M. trapezius)
Belastungsart	• Langer, sanfter Druck = statische Anspannung (Isometrie) • Kurze, starke Druckimpulse = Dehnungs-Verkürzungs-Zyklen (Plyometrie)
Variationen	• Veränderung der Druckstärke, Veränderung des Hüftbeugewinkels • Unregelmäßiger Rhythmus von langen und kurzen Impulsen
Hinweise	• Geeignet für Fortgeschrittene bei Rückenproblemen

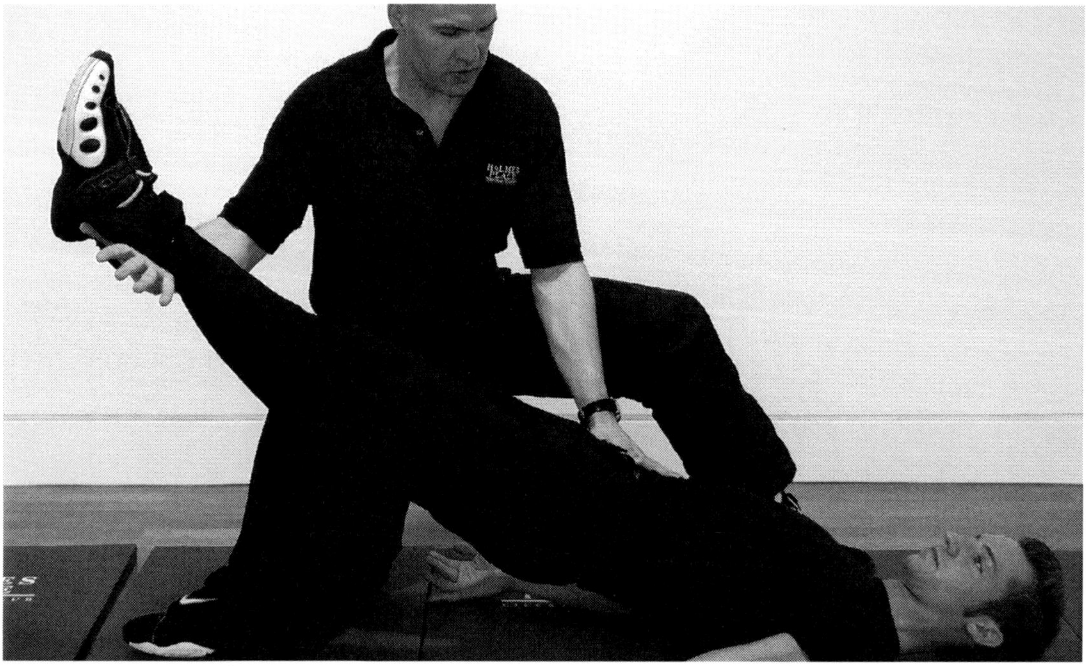

ÜBUNG	STRECKSCHLINGEN-PUSH/PULL (INSTABIL)
Anwendung	• Klient befindet sich in der Brücke bei maximal gestreckter Hüfte; ein Bein ist horizontal zur Höhe des Beckens gestreckt • Trainer gibt je nach Trainingsziel Druckimpulse auf die Beckenschaufel des aufgestellten Beins bei gleichzeitigem Zug der Ferse des gestreckten Beins
Wirkbereich	• Rückenstrecker (M.errector spinae), Gesäßmuskulatur (M. glutaeus max.), Schulterblattfixatoren (M. rhomboideus), Beinbeuger (M. ischiocrurales)
Belastungsart	• Langer, sanfter Druck = statische Anspannung (Isometrie) • Kurze, starke Druckimpulse = Dehnungs-Verkürzungs-Zyklen (Plyometrie)
Variationen	• Veränderung der Druck- und Zugstärke; Veränderung des Hüftwinkels • Unregelmäßiger Rhythmus von langen und kurzen Impulsen
Hinweise	• Geeignet für Fortgeschrittene bei Instabilitäten der Wirbelsäule • Auf das Abkippen der Hüfte auf der instabilen Seite achten

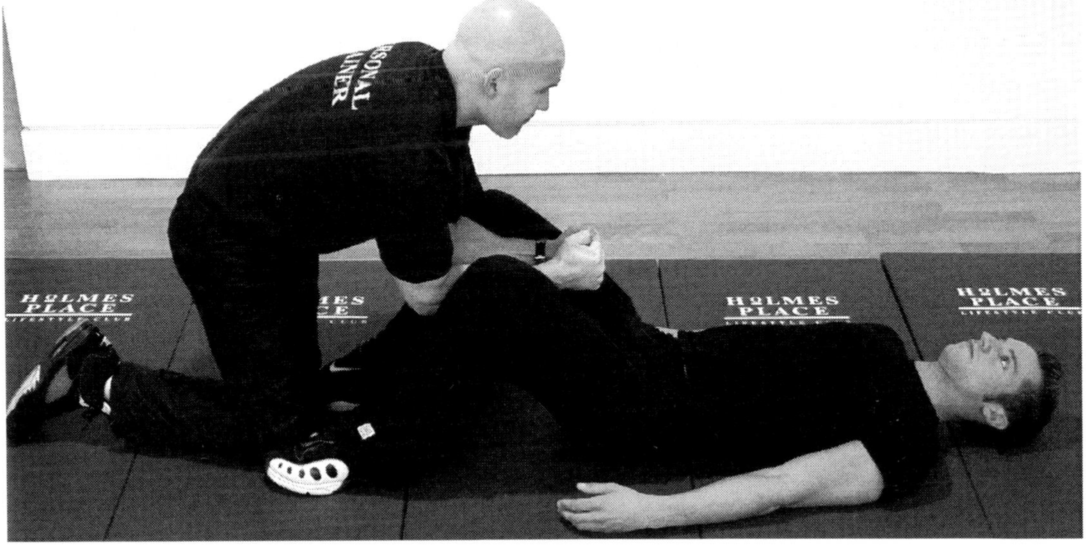

ÜBUNG	ADDUKTOREN-PULL
Anwendung	• Klient befindet sich in Rückenlage bei aufgestellten Beinen; die Knie sind maximal zusammengepresst • Trainer hält seine Unterarme zwischen den Knien des Klienten und gibt je nach Trainingsziel Zugimpulse auf die Knieinneseiten
Wirkbereich	• Hüftadduktoren (M. adductor longus/M. gracilis), Beckenboden (Diaphragma)
Belastungsart	• Langer, sanfter/starker Zug = statische Anspannung (Isometrie) • Kurze, starke Zugimpulse = Dehnungs-Verkürzungs-Zyklen (Plyometrie)
Variationen	• Veränderung der Zugstärke • Unregelmäßiger Rhythmus; schnelle Impulse bei geschlossenen Augen
Hinweise	• In statischer Anspannung geeignet zur Reaktivierung des Beckenbodens nach Schwangerschaften und als Einstieg nach Adduktorenverletzungen • Lang anhaltender exzentrischer Zug wirkt sich günstig auf die Stärkung der Adduktorensehnen aus

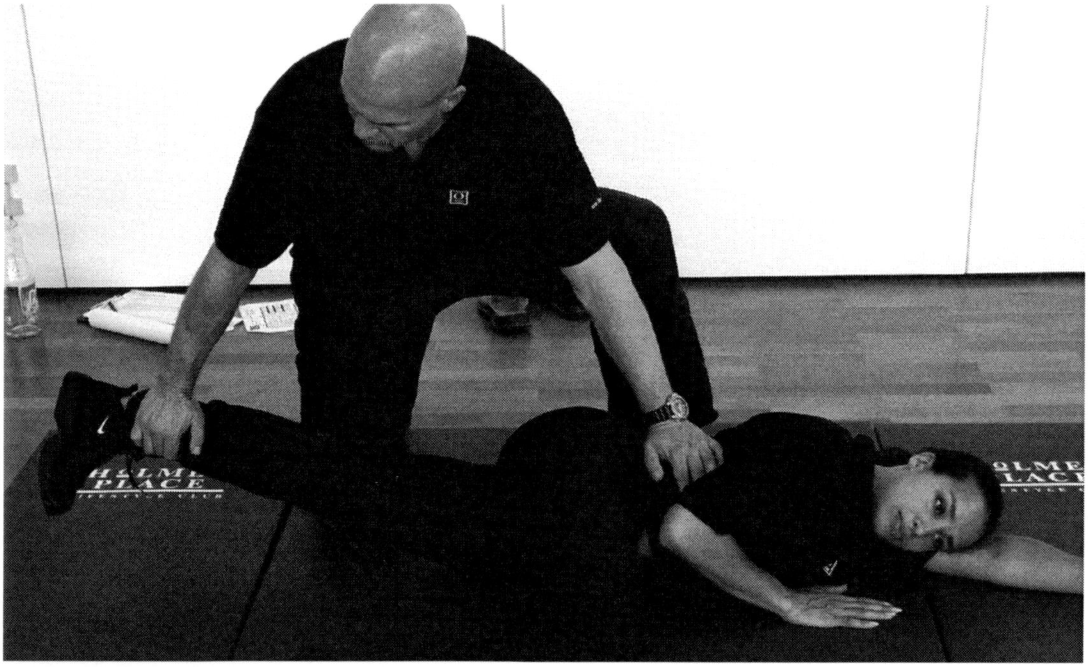

ÜBUNG	ADDUKTOREN-PUSH
Anwendung	• Klient befindet sich in Seitenlage; das rechtwinklig gebeugte bodenentfernte Bein und der Arm auf gleicher Körperseite stabilisieren diese Position • Trainer fixiert mit einer Hand das Becken; mit der anderen Hand gibt er Druckimpulse oberhalb des Sprunggelenks auf das adduzierte Bein
Wirkbereich	• Hüftadduktoren (M. adductor longus/M. gracilis), Beckenboden (Diaphragma)
Belastungsart	• Langer, sanfter/starker Zug = statische Anspannung (Isometrie) • Kurze, starke Zugimpulse = Dehnungs-Verkürzungs-Zyklen (Plyometrie)
Variationen	• Veränderung der Druckstärke • Unregelmäßiger Rhythmus
Hinweise	• In statischer Anspannung geeignet zur Reaktivierung des Beckenbodens nach Schwangerschaften und als Einstieg nach Adduktorenverletzungen • Lang anhaltender exzentrischer Zug wirkt sich günstig auf die Stärkung der Adduktorensehnen aus

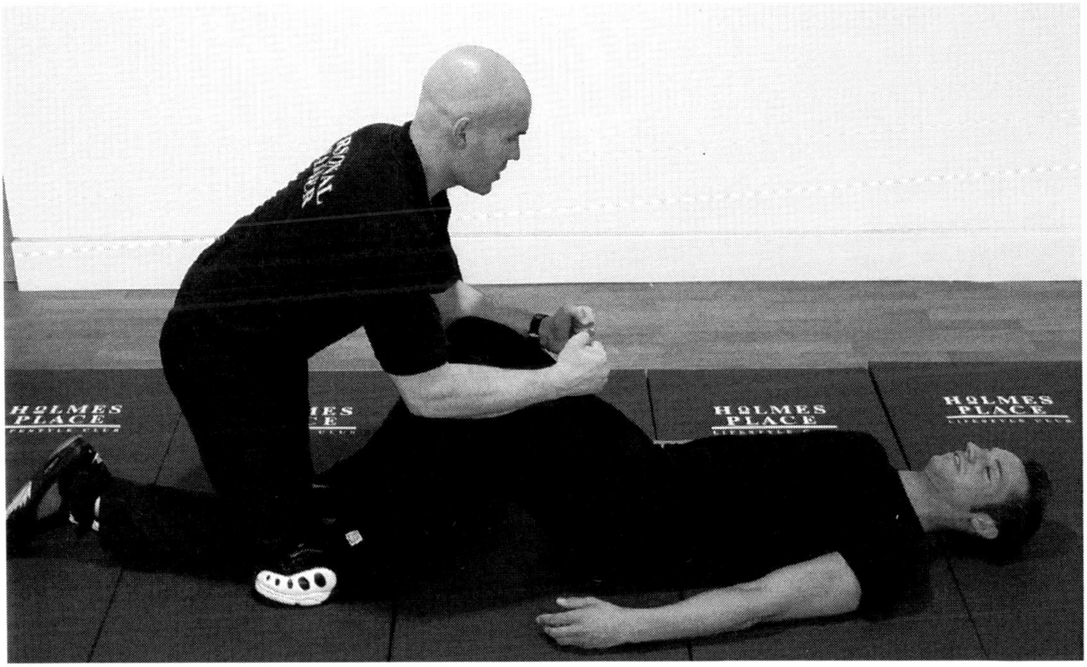

ÜBUNG	ABDUKTOREN-PUSH
Anwendung	• Klient befindet sich in Rückenlage bei aufgestellten Beinen; in dieser Position versucht er die Oberschenkel kräftig abzuspreizen • Trainer setzt je nach Trainingsziel Druck nach innen entgegen bzw. gibt entsprechend nach, wenn die Abduktoren konzentrisch arbeiten sollen
Wirkbereich	• Hüftabduktoren (M. tensor fascie latae/M. glutaeus), Außenrotatoren im Hüftgelenk (M. piriformis/M. obturatorius)
Belastungsart	• Langer, sanfter/starker Druck = statische Anspannung (Isometrie) • Kurze, starke Druckimpulse = Dehnungs-Verkürzungs-Zyklen (Plyometrie)
Variationen	• Veränderung der Zugstärke, Veränderung des Hüftbeugewinkels • Unregelmäßiger Rhythmus von Druck und Nachgeben
Hinweise	• Den Blick bei Übungsausführung nicht auf das Becken des Klienten richten

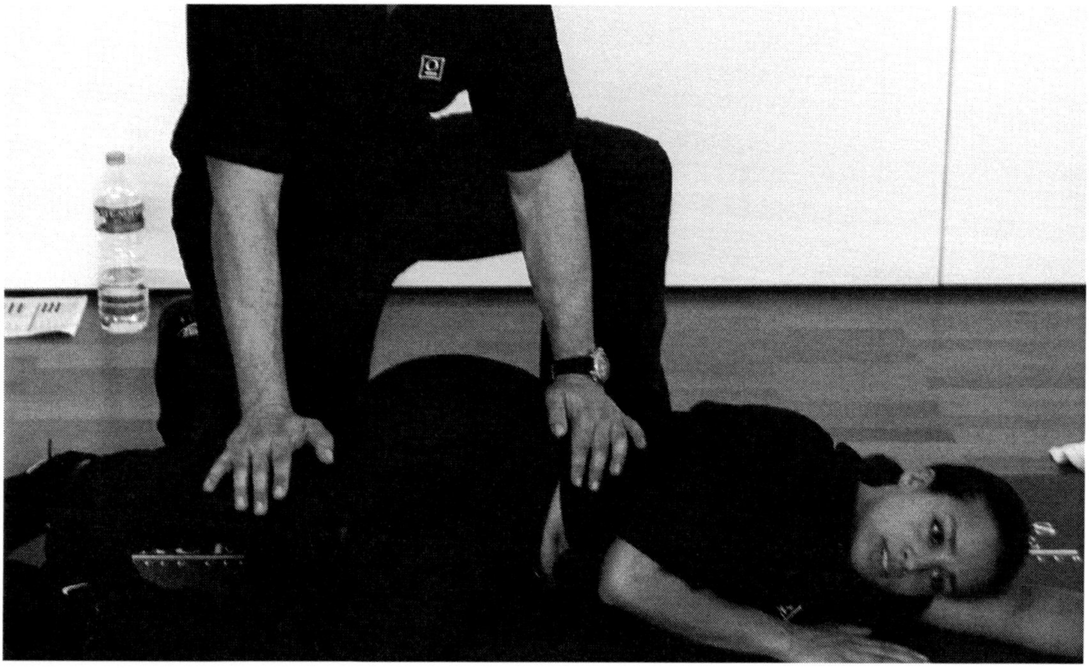

ÜBUNG	PIRIFORMIS-PUSH
Anwendung	• Klient liegt in stabiler Seitenlage; beide Beine sind etwa 70 Grad im Hüftgelenk gebeugt • Trainer fixiert mit einer Hand das Becken; mit der anderen Hand setzt er Druck gegen das Knie, während der Klient die Hüfte nach außen rotiert
Wirkbereich	• Kleine Gesäßmuskeln (M. piriformis/M. obturatorius/Mm. gemelli)
Belastungsart	• Passive Dehnung
Variationen	• Veränderung des Hüftbeugewinkels • Unregelmäßiger Rhythmus von Druck und Nachgeben
Hinweise	• Geeignet zum Aufbau der Außenrotatoren im Hüftgelenk, z.B. bei Schwächen in der Hüftstabilisation vor oder nach Hüftgelenksoperationen oder allgemeiner Atrophie der hüftumspannenden Muskulatur

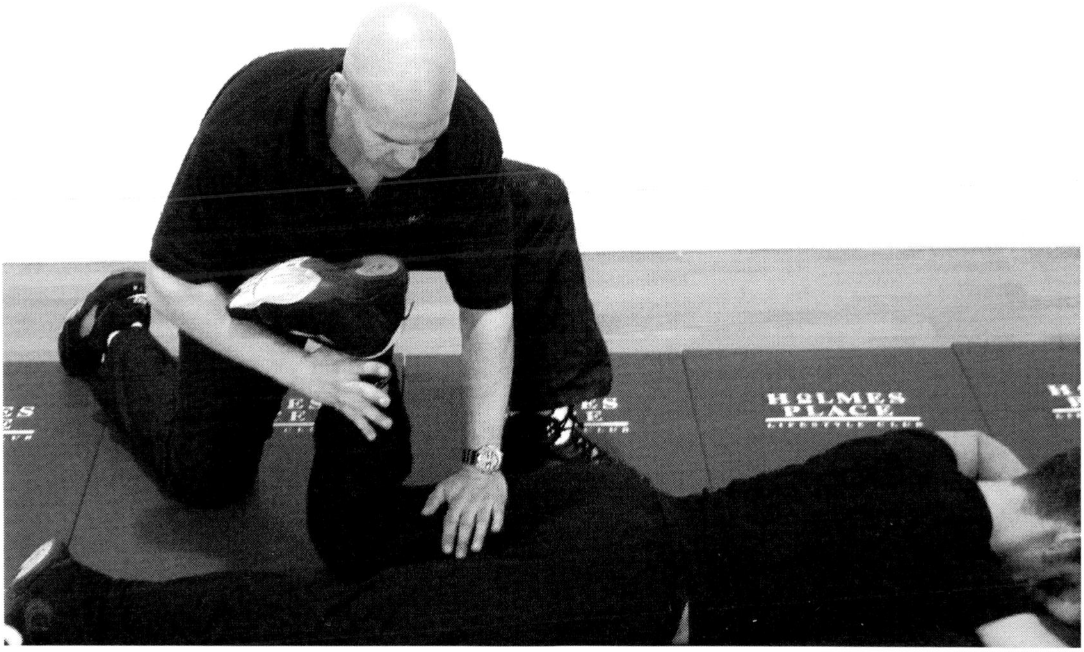

ÜBUNG	QUADRIZEPS-PUSH (GEBEUGT)
Anwendung	• Klient liegt auf dem Bauch, winkelt das zu trainierende Bein an und versucht, gegen den Widerstand des Trainers das Knie zu strecken • Trainer fixiert den Oberschenkel, während er mit der anderen Hand je nach Trainingsziel Druckimpulse gegen den gebeugten Unterschenkel setzt
Wirkbereich	• Kniestreckapparat (M. quadrizeps femoris)
Belastungsart	• Langer, sanfter/starker Druck = statische Anspannung (Isometrie) • Kurze, starke Druckimpulse = Dehnungs-Verkürzungs-Zyklen (Plyometrie)
Variationen	• Veränderung der Druckstärke, Veränderung des Kniegelenkwinkels • Unregelmäßiger Rhythmus von Druck und Nachgeben
Hinweise	• Vor allem geeignet in der Anfangsphase nach langer Inaktivität

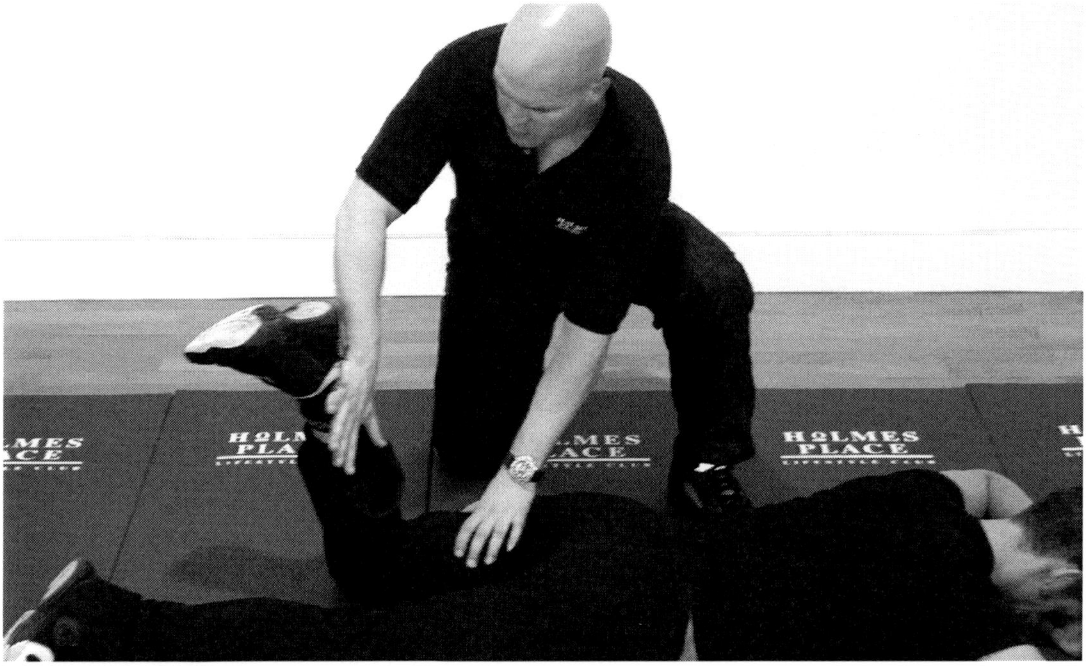

ÜBUNG	ISCHIO-PUSH (GEBEUGT)
Anwendung	• Klient liegt auf dem Bauch, winkelt das zu trainierende Bein an und versucht, gegen den Widerstand des Trainers das Knie maximal zu beugen • Trainer fixiert den Oberschenkel unterhalb des Gesäßmuskels, während er mit der anderen Hand je nach Trainingsziel Druckimpulse einsetzt
Wirkbereich	• Kniebeugemuskulatur (M. ischiocrurales)
Belastungsart	• Langer, sanfter/starker Zug = statische Anspannung (Isometrie) • Kurze, starke Zugimpulse = Dehnungs-Verkürzungs-Zyklen (Plyometrie)
Variationen	• Veränderung der Zugstärke; Veränderung des Kniegelenkwinkels • Unregelmäßiger Rhythmus von Druck und Nachgeben
Hinweise	• Keine zu starken Druckreize verwenden, da die ischiocrurale Muskualtur schnell zu starker Verkrampfung tendiert

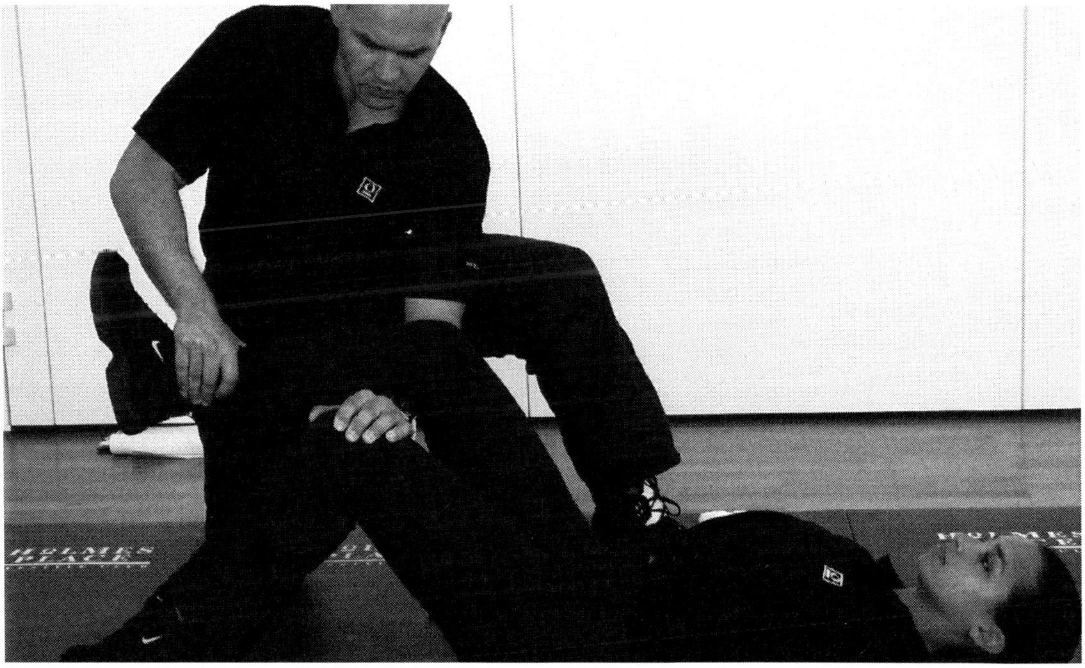

ÜBUNG	VASTUS-PUSH
Anwendung	• Klient liegt auf dem Rücken, winkelt das zu trainierende Bein an und versucht, gegen den Widerstand des Trainers das Knie zu strecken • Trainer fixiert beide Knie mit dem Unterarm, während er mit der anderen Hand Druckimpulse gegen den Streckwiderstand des Klienten setzt
Wirkbereich	• Kniestreckapparat (M. quadrizeps femoris)
Belastungsart	• Langer, sanfter/starker Druck = statische Anspannung (Isometrie) • Kurze, starke Druckimpulse = Dehnungs-Verkürzungs-Zyklen (Plyometrie)
Variationen	• Veränderung der Druckstärke; Veränderung des Kniegelenkwinkels • Unregelmäßiger Rhythmus von Druck und Nachgeben
Hinweise	• Vor allem geeignet in der Anfangsphase nach langer Inaktivität • Durch Innen- oder Außenrotation des Unterschenkels im gebeugten Knie ist ein gezieltes Auftrainieren der inneren oder äußeren Vastus-Anteile des Quadrizeps möglich

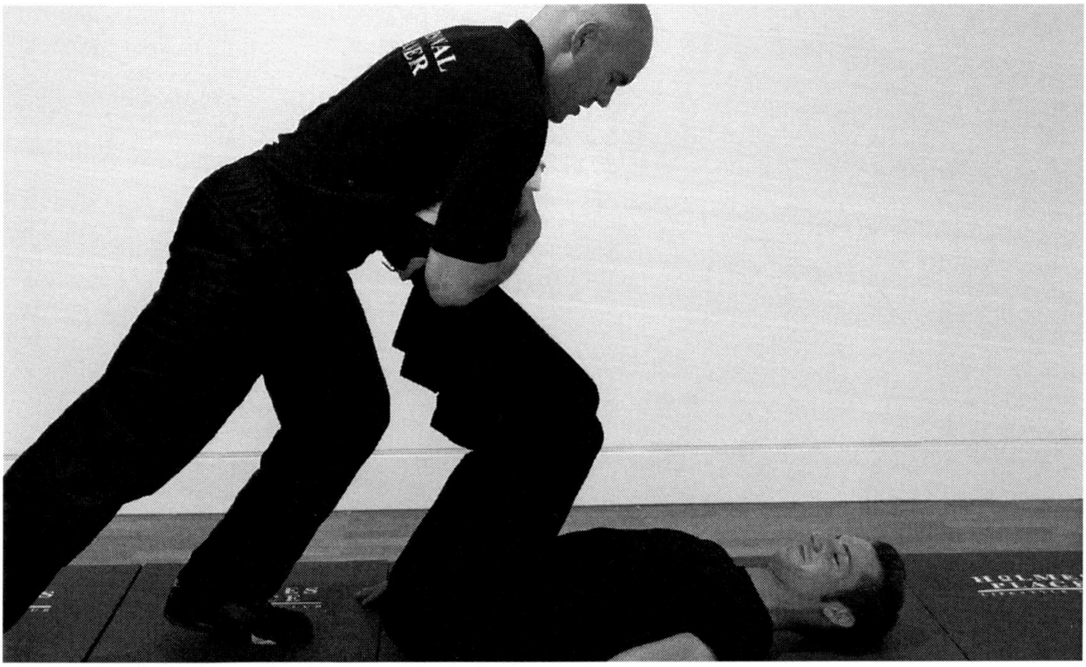

ÜBUNG	KOMBINIERTER QUADRIZEPS/GLUTAEUS-PUSH
Anwendung	• Klient liegt auf dem Rücken, winkelt die Beine an und versucht gegen den Widerstand und das Körpergewicht des Trainers zu arbeiten • Trainer stemmt sein gesamtes Körpergwicht auf die Fußsohlen, gibt entweder Druckimpulse oder spielt mit der Verlagerung des Körpergewichts
Wirkbereich	• Kniestreckmuskulatur (M. quadrizeps femoris), Gesäßmuskulatur (M. gluteaus max.)
Belastungsart	• Langer, sanfter/starker Druck = statische Anspannung (Isometrie) • Kurze, starke Druckimpulse = Dehnungs-Verkürzungs-Zyklen (Plyometrie)
Variationen	• Veränderung der Druckstärke; Verlagerung des Körpergewichts nach vorne • Wechsel von Isometrie und Plyometrie; überraschende Druckimpulse
Hinweise	• Geeignet, um Muskulatur schrittweise an schnelle exzentrische Belastungen zu gewöhnen (z.B. nach Knieverletzungen oder Immobilisationsphasen) • Je größer die Hüftbeugung, desto stärker die Glutaeal-Aktivität • Übung bei ersten Ermüdungszeichen des Klienten abbrechen

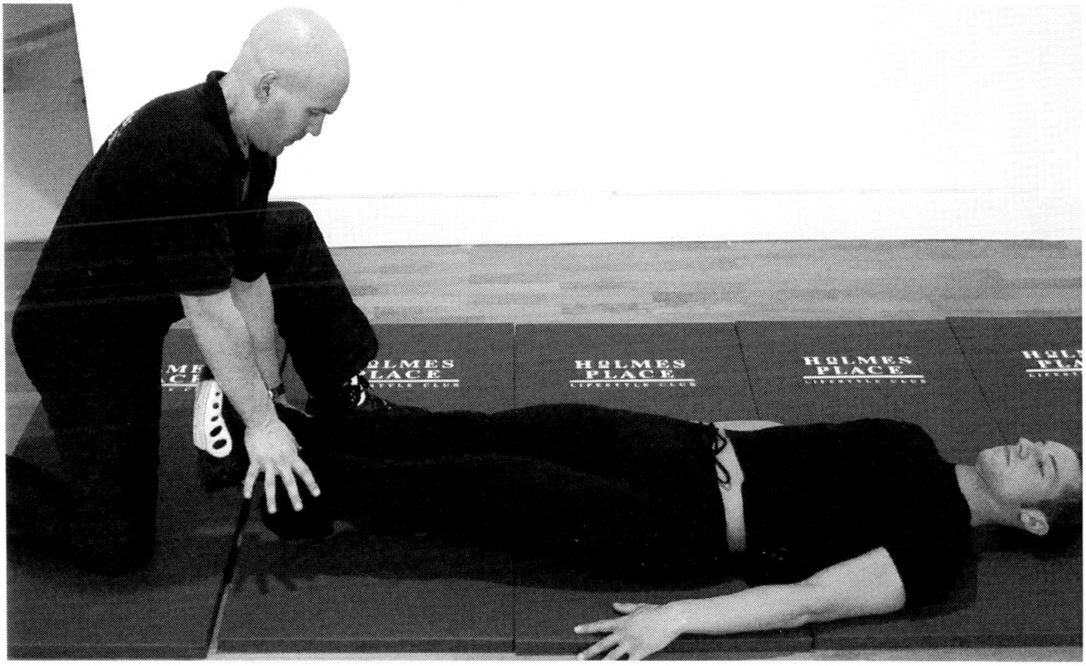

ÜBUNG	HÜFTBEUGER-PUSH (GESTRECKT)
Anwendung	• Klient liegt auf dem Rücken, hebt die gestreckten Beine aus der Hüfte an und versucht, gegen den Widerstand die LWS flach am Boden zu halten • Trainer gibt beidseitig oder im Wechsel Druckimpulse oberhalb der Sprunggelenke
Wirkbereich	• Hüftbeuger (M. rectus femoris/M. iliopsoas), Bauchmuskulatur (M. rectus abdominis.)
Belastungsart	• Langer, sanfter/starker Druck = statische Anspannung (Isometrie) • Kurze, starke Druckimpulse = Dehnungs-Verkürzungs-Zyklen (Plyometrie)
Variationen	• Veränderung der Druckstärke; unregelmäßiger Wechsel der Körperhälften • Wechsel von Isometrie und Plyometrie; überraschende Druckimpulse
Hinweise	• Geeignet, um die Bauchmuskulatur an schnelle Reize bei isometrischer Voraktivierung zu gewöhnen • Nicht geeignet bei Hüftbeugekontrakturen • Zur Eigenkontrolle sollte der Klient seine Hand unter die LWS legen

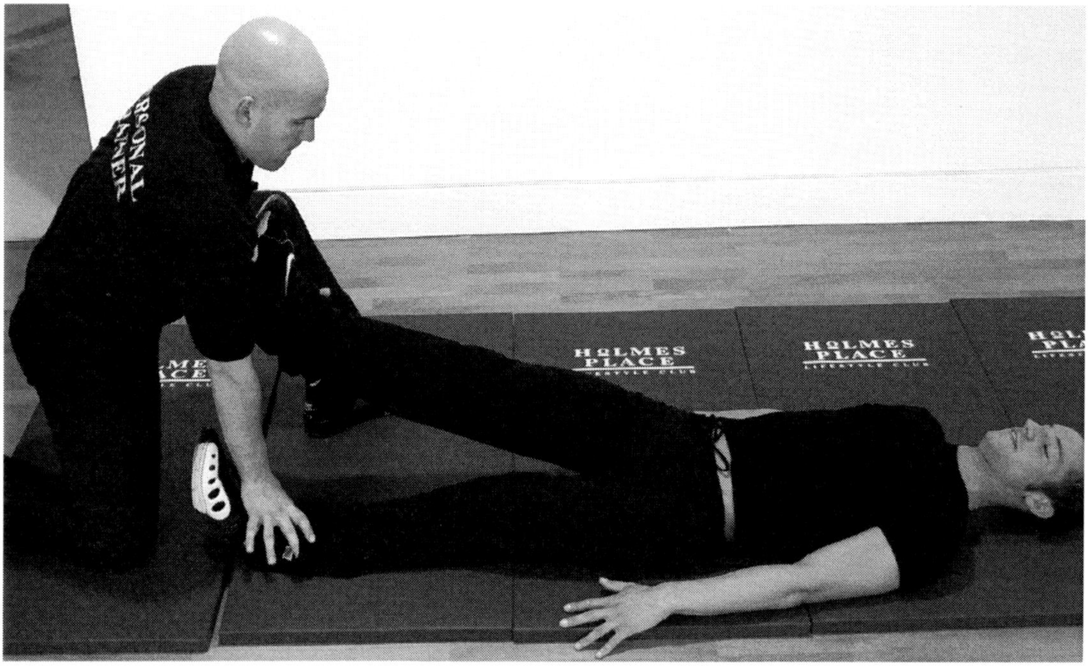

ÜBUNG	GLUTAEUS/ISCHIO-PULL (GESTRECKT)
Anwendung	• Klient liegt auf dem Rücken, hebt ein gestrecktes Bein aus der Hüfte an und versucht gegen den Widerstand die Hüfte zu strecken • Trainer fixiert das nicht trainierende Bein und und gibt Widerstand bzw. Zugimpulse gegen die Hüftstreckarbeit des Klienten
Wirkbereich	• Hüftstreckmuskulatur (M. glutaeus max.), Beinbeugemuskulatur (M. ischiocrurales)
Belastungsart	• Langer, sanfter/starker Druck = statische Anspannung (Isometrie) • Kurze, starke Druckimpulse = Dehnungs-Verkürzungs-Zyklen (Plyometrie)
Variationen	• Veränderung der Druckstärke; unregelmäßiger Wechsel der Körperseiten • Wechsel von Isometrie und Plyometrie; überraschende Druckimpulse
Hinweise	• Geeignet, um das Hüftstreckmuster anzubahnen (z.B. bei Sprintern nach Verletzungen) • LWS flach am Boden halten; zur Eigenkontrolle sollte der Klient die Hand unter die LWS legen

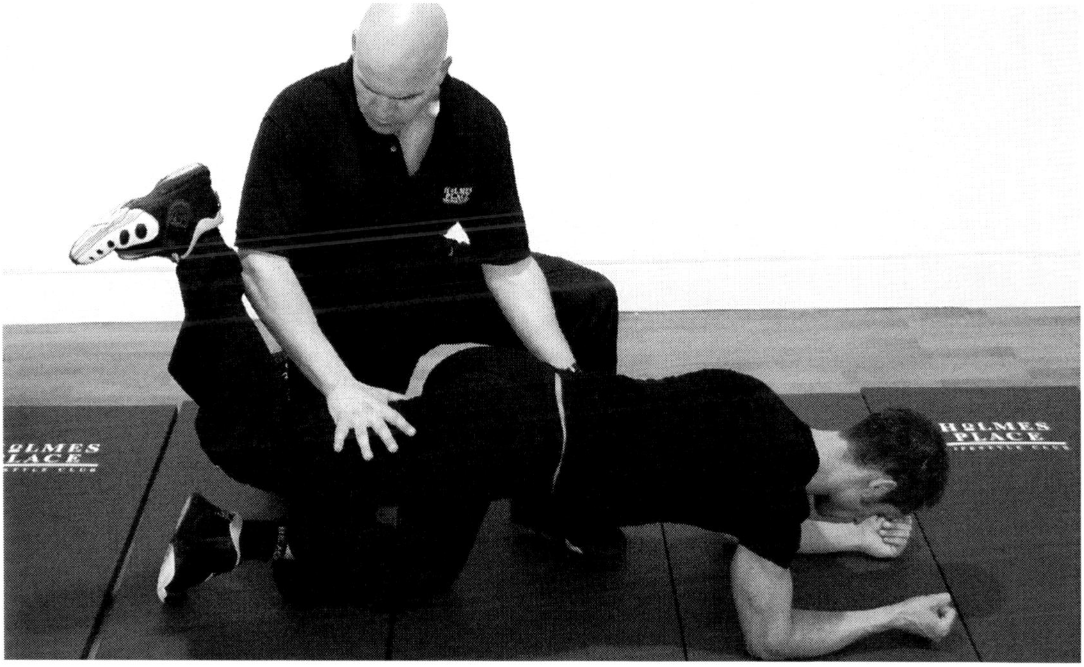

ÜBUNG	GLUTAEUS/LWS-PUSH (STABIL)
Anwendung	• Klient befiindet sich im Vierfüßlerstand, hebt ein gebeugtes Bein aus der Hüfte an und versucht, dem Widerstand des Trainers entgegenzuwirken • Trainer gibt Druckimpulse anfänglich unterhalb des Gesäßmuskels, im Fortgeschrittenen-Stadium weiter kniewärts
Wirkbereich	• Hüftstreckmuskulatur (M. glutaeus max.), Beinbeugemuskulatur (M. ischiocrurales), Rückenstrecker (M. errector spinae)
Belastungsart	• Langer, sanfter/starker Druck = statische Anspannung (Isometrie) • Kurze, starke Druckimpulse = Dehnungs-Verkürzungs-Zyklen (Plyometrie)
Variationen	• Veränderung der Druckstärke • Wechsel von Isometrie und Plyometrie; überraschende Druckimpulse
Hinweise	• Geeignet, um die Körperstreckschlinge anzubahnen und somit Körperspannung zu erzeugen (z.B. bei Anfängern) • Erschwerung des Gleichgewichts (Propriozeption!) durch Beugung der Oberarme (=> Verringerung der Auflagefläche)

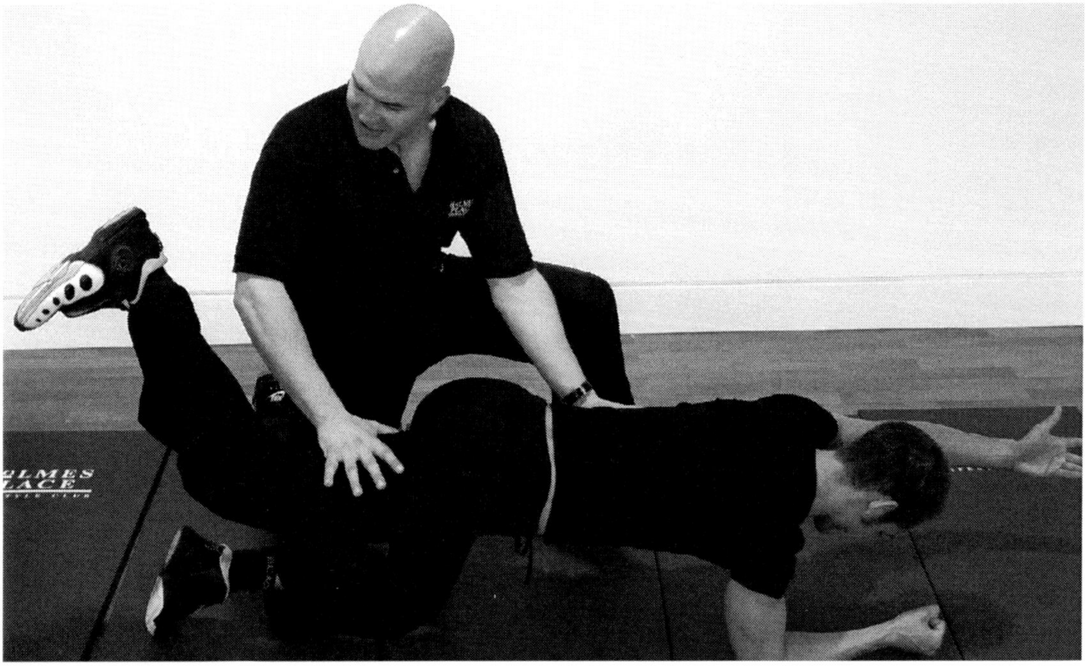

ÜBUNG	GLUTAEUS/LWS-PUSH (INSTABIL)
Anwendung	• Klient befindet sich im Vierfüßlerstand, hebt ein gebeugtes Bein und den gestreckten Arm auf der entsprechenden kontralateralen Seite an • Trainer gibt Druckimpulse anfänglich unterhalb des Gesäßmuskels, im Fortgeschrittenen-Stadium im Kniegelenksbereich
Wirkbereich	• Hüftstreckmuskulatur (M. glutaeus max.), Beinbeugemuskulatur (M. ischiocrurales), Rückenstrecker (M. errector spinae)
Belastungsart	• Langer, sanfter/starker Druck = statische Anspannung (Isometrie) • Kurze, starke Druckimpulse = Dehnungs-Verkürzungs-Zyklen (Plyometrie)
Variationen	• Veränderung der Druckstärke • Wechsel von Isometrie und Plyometrie; überraschende Druckimpulse
Hinweise	• Geeignet, um die Körperstreckschlinge anzubahnen und somit Körperspannung zu erzeugen (z.B. bei Anfänger oder nach langen Auszeiten) • Erschwerung des Gleichgewichts durch Einsatz eines Balance-Pads (Knie) und/oder einer Kurzhantel (gestreckter Arm)

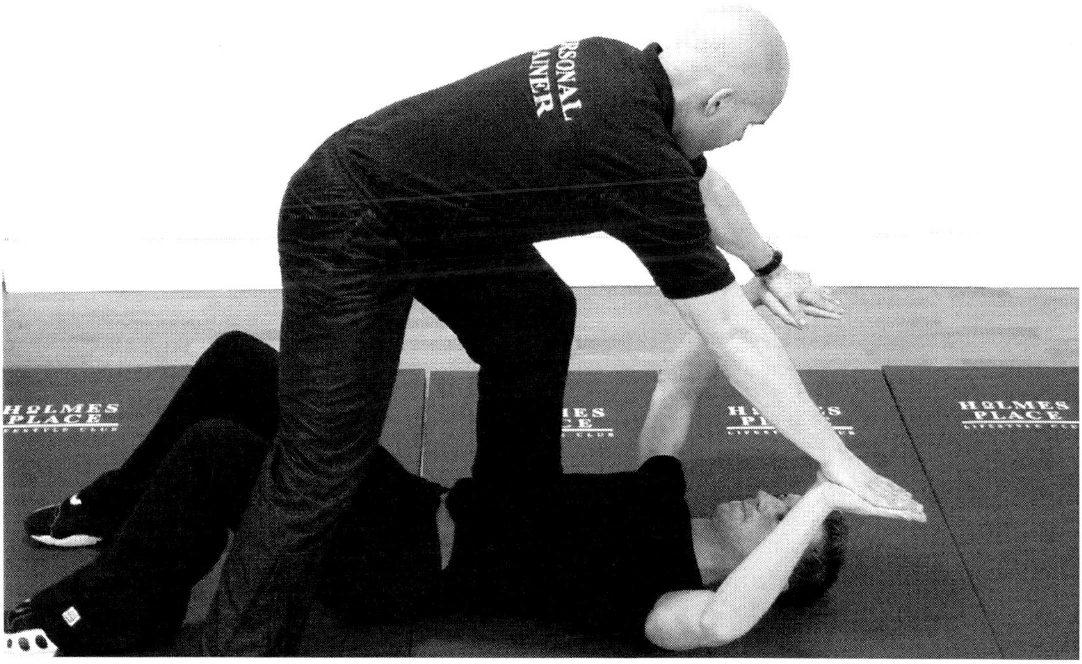

ÜBUNG	PECTORALIS/TRIZEPS-PUSH
Anwendung	• Klient liegt auf dem Rücken, die Beine sind aufgestellt und die Arme in etwa 90-Grad-Abduktion gebeugt • Trainer gibt von oben Druckimpulse auf die Handinnenflächen, während der Klient versucht, die Ellenbogen nach oben durchzustrecken
Wirkbereich	• Brustmuskulatur (M. pectoralis major), Unterarmstrecker (M. trizeps brachii), Schultermuskel (M. deltoideus/pars clavikularis)
Belastungsart	• Langer, sanfter/starker Druck = statische Anspannung (Isometrie) • Kurze, starke Druckimpulse = Dehnungs-Verkürzungs-Zyklen (Plyometrie)
Variationen	• Veränderung von Druckstärke und Winkelstellung • Wechsel von Isometrie und Plyometrie, überraschende Druckimpulse
Hinweise	• Übung eignet sich besonders zur dreidimensionalen Stabilisierung des Schultergelenks in verschiedenen Winkelstellungen; hierzu sollte der Trainer, während der Druckphase ständig seinen Körperschwerpunkt verlagern

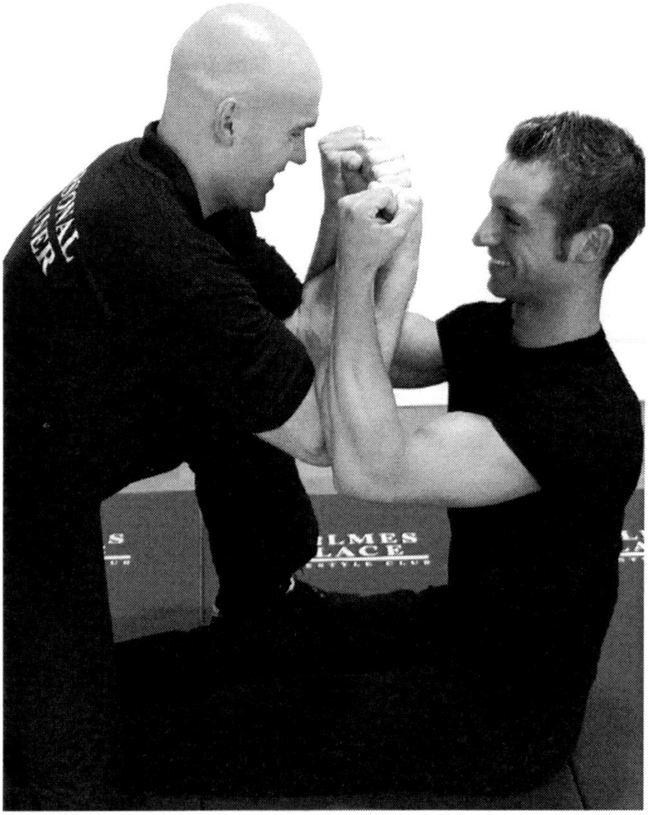

ÜBUNG

BUTTERFLY-PULL

Anwendung

- Klient sitzt im Langsitz auf dem Boden (oder auf einer Bank), die Arme sind in typischer Butterfly-Stellung; in Endposition arbeitet er gegen den Zugwiderstand des Trainers
- Trainer gibt Zugimpulse, indem er die gebeugten Arme des Klienten nach außen zieht

Wirkbereich	• Brustmuskulatur (M. pectoralis major), Schultermuskel (M. deltoideus/pars clavikularis)
Belastungsart	• Langer, sanfter/starker Zug = statische Anspannung (Isometrie) • Kurze, starke Zugimpulse = Dehnungs-Verkürzungs-Zyklen (Plyometrie)
Variationen	• Veränderung von Druckstärke und Winkelstellung • Wechsel von Isometrie und Plyometrie, überraschende Druckimpulse
Hinweise	• Eignet sich besonders zur dreidimensionalen Stabilisierung des Schultergelenks in verschiedenen Winkelstellungen; hierzu sollte der Trainer, während der Druckphase ständig seinen Körperschwerpunkt verlagern

ÜBUNG

PECTORALIS-PULL

Anwendung

- Klient sitzt auf dem Boden (oder auf einer Bank) im Schneider- oder Langsitz, die Arme befinden sich in typischer Butterfly-Stellung; aus der Frontalebene heraus arbeitet er gegen den Zugwiderstand des Trainers nach vorne
- Trainer hält von hinten die Ellenbogen zurück, während der Klient versucht, die Arme nach vorne zu bringen

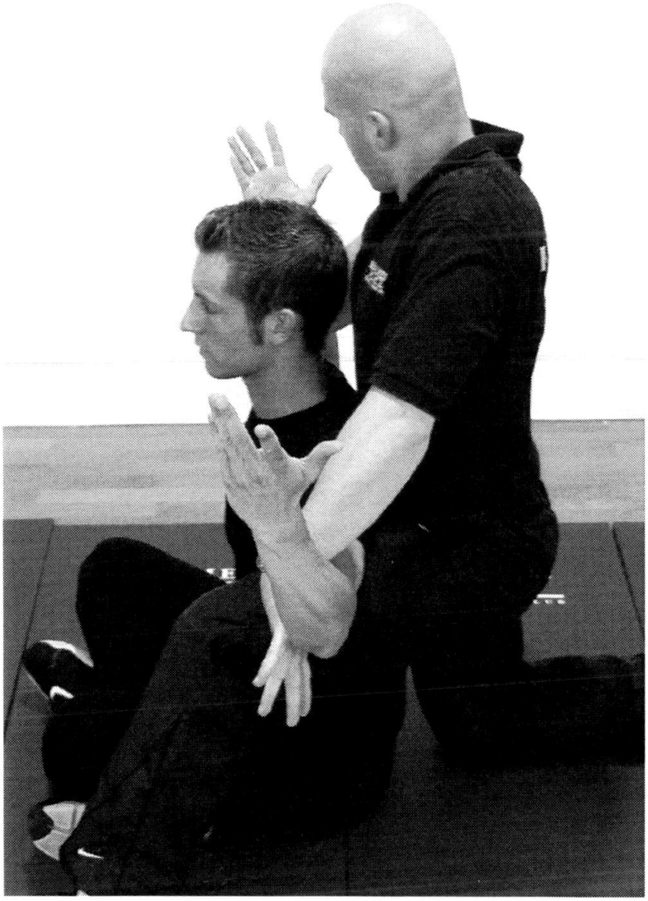

Wirkbereich	• Brustmuskulatur (M. pectoralis major), Unterarmstrecker (M. trizeps humerii), Schultermuskel (M. deltoideus/pars clavikularis)
Belastungsart	• Langer, sanfter/starker Zug = statische Anspannung (Isometrie) • Kurze, starke Zugimpulse = Dehnungs-Verkürzungs-Zyklen (Plyometrie)
Variationen	• Veränderung von Zugstärke und Winkelstellung des Arms im Schultergelenk • Wechsel von Isometrie und Plyometrie; überraschende Druckimpulse
Hinweise	• Eignet sich besonders zur dreidimensionalen Stabilisierung des Schultergelenks in verschiedenen Winkelstellungen, wenn der Trainer während der Zugphasen ständig seinen Rhythmus verändert

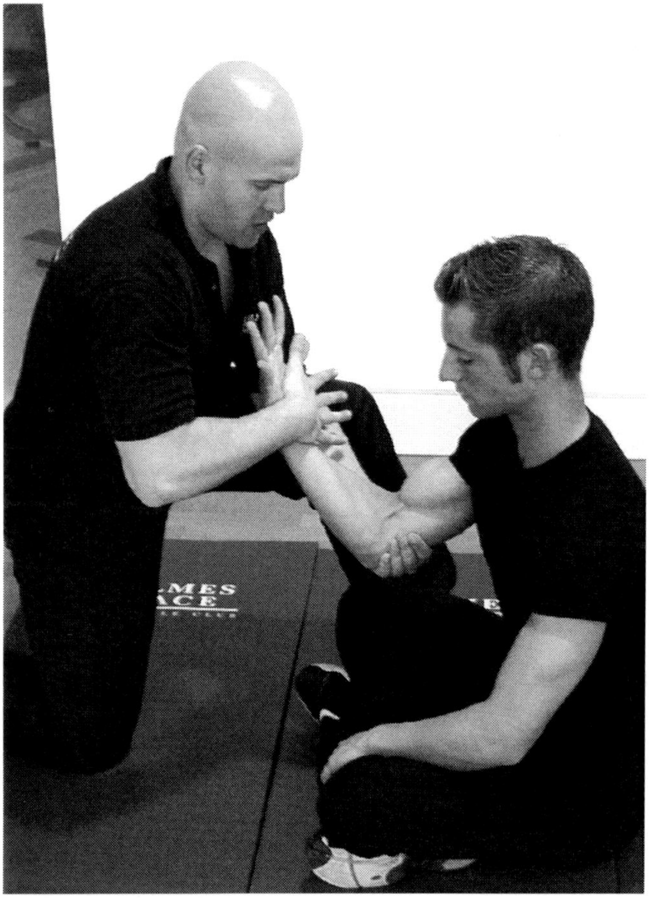

ÜBUNG

BIZEPS-PULL

Anwendung

- Klient sitzt auf dem Boden (oder auf einer Bank) im Schneider- oder Langsitz; der zu trainierende Arm ist rechtwinklig angebeugt
- Trainer fixiert mit einer Hand den Ellenbogen, während die andere Hand das Handgelenk des Klienten umgreift und dem Unterarm somit Widerstand bietet; je nach Trainingsziel gibt der Trainer kontinuierliche oder wechselnde Zugimpulse unterschiedlicher Stärke

Wirkbereich	• Armbeugemuskulatur (M. bizeps brachii/M. brachialis/M. brachioradialis)
Belastungsart	• Langer, sanfter/starker Zug = statische Anspannung (Isometrie) • Kurze, starke Zugimpulse = Dehnungs-Verkürzungs-Zyklen (Plyometrie)
Variationen	• Veränderung von Druckstärke und Winkelstellung im Ellenbogen • Wechsel von Isometrie und Plyometrie; überraschende Druckimpulse
Hinweise	• Übung eignet sich besonders wenn keine Geräte zur Verfügung stehen oder das Ziel darin besteht, die Armbeugemuskulatur exzentrisch zu belasten, um später höhere Hantelgewichte tolerieren zu können

ÜBUNG

TRIZEPS-PUSH

Anwendung

- Klient sitzt auf dem Boden (oder auf einer Bank) im Schneider- oder Langsitz; der zu trainierende Arm befindet sich in Überkopf-Position und ist rechtwinklig angebeugt
- Trainer kniet hinter dem Klienten, fixiert den Ellenbogen mit einer Hand, während die andere Hand das Handgelenk des Klienten hält, um somit dem Unterarm bei der Streckung Widerstand zu leisten

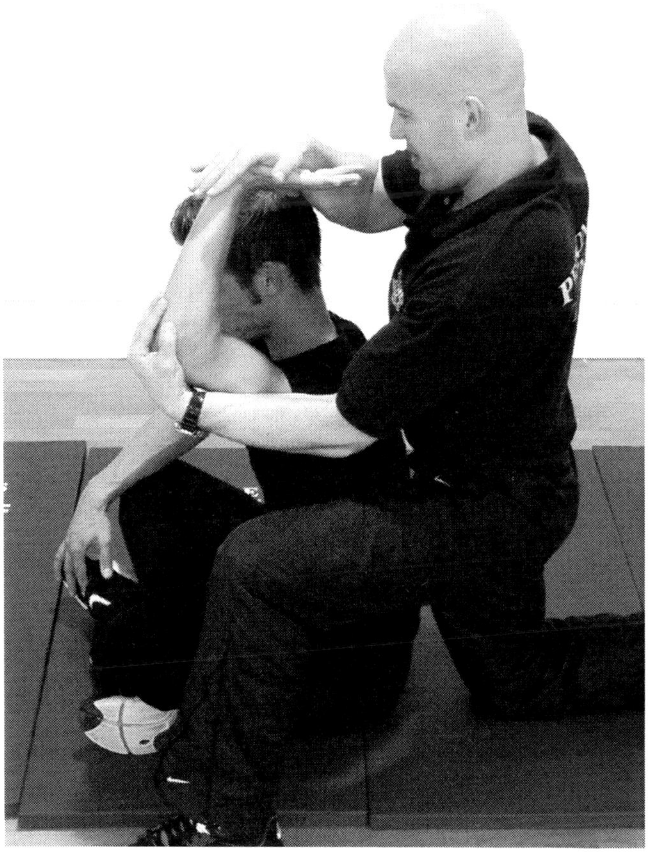

Wirkbereich	• Armstreckmuskulatur (M. trizeps brachii)
Belastungsart	• Langer, sanfter/starker Druck = statische Anspannung (Isometrie) • Kurze, starke Druckimpulse = Dehnungs-Verkürzungs-Zyklen (Plyometrie)
Variationen	• Veränderung von Druckstärke und Winkelstellung im Ellenbogen • Wechsel von Isometrie und Plyometrie; überraschende Druckimpulse
Hinweise	• Übung eignet sich besonders wenn keine Geräte zur Verfügung stehen oder das Ziel darin besteht, die Armstreckmuskulatur auf Freihantelübungen vorzubereiten

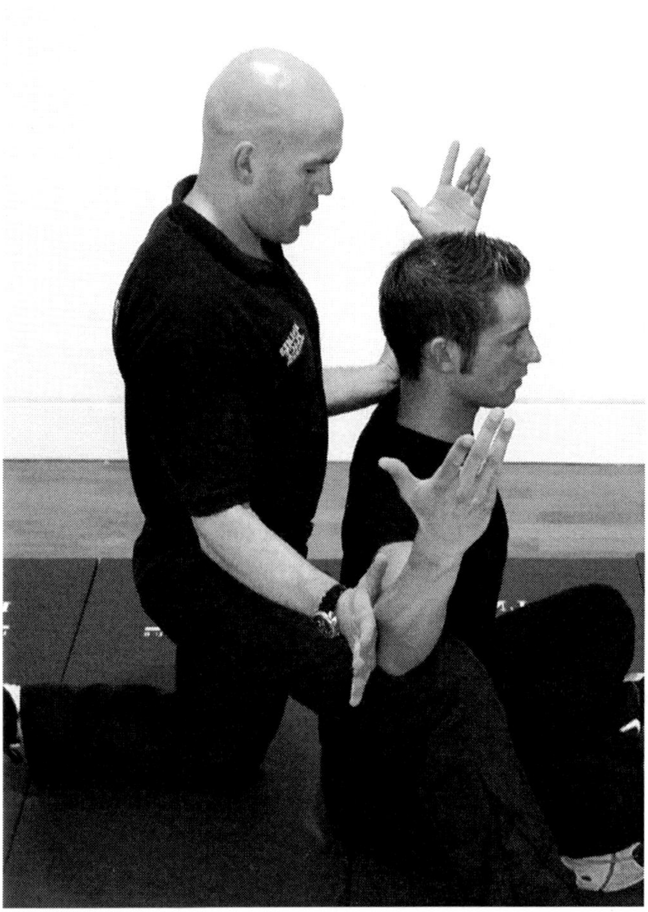

ÜBUNG

RHOMBO-PUSH

Anwendung

- Klient sitzt auf dem Boden (oder auf einer Bank) im Schneider- oder Langsitz; die Arme sind 90-Grad abduziert und die Ellenbogen rechtwinklig gebeugt
- Trainer kniet hinter dem Klienten und drückt mit seinen Handflächen die Ellenbogen des Klienten nach vorne, während der versucht, die Arme nach hinten zu bewegen

Wirkbereich	• Rautenmuskel (M. rhomboideus), Kappenmuskel (M. trapezius), Deltamuskel (M. deltoideus/pars spinalis)
Belastungsart	• Langer, sanfter/starker Druck = statische Anspannung (Isometrie) • Kurze, starke Druckimpulse = Dehnungs-Verkürzungs-Zyklen (Plyometrie)
Variationen	• Veränderung von Druckstärke und Winkelstellung in der Schulter • Wechsel von Isometrie und Plyometrie; überraschende Druckimpulse
Hinweise	• Übung eignet sich als Alternative zu vergleichbaren Übungen in Bauchlage mit dem Vorteil, dass der Klient hierbei seine Wirbelsäule frei stabilisieren muss

ÜBUNG

LAT-PULL

Anwendung

- Klient sitzt auf dem Boden (oder auf einer Bank) im Schneider- oder Langsitz; die Arme sind 90-Grad abduziert und die Ellenbogen rechtwinklig gebeugt
- Trainer kniet hinter dem Klienten und hält mit seinen Handflächen die Ellenbogen des Klienten, während der versucht, die Arme nach unten zu bewegen

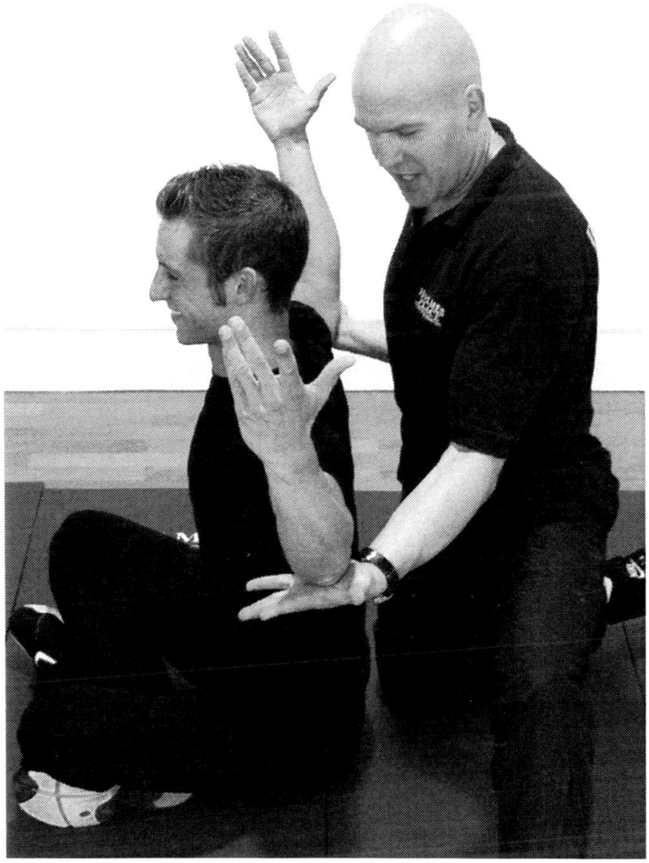

Wirkbereich	• Breiter Rückenmuskel (M. latissimus dorsi)
Belastungsart	• Langer, sanfter/starker Druck = statische Anspannung (Isometrie) • Kurze, starke Druckimpulse = Dehnungs-Verkürzungs-Zyklen (Plyometrie)
Variationen	• Veränderung von Druckstärke und Winkelstellung in der Schulter • Wechsel von Isometrie und Plyometrie; überraschende Druckimpulse
Hinweise	• Übung eignet sich besonders, wenn keine Geräte vorhanden sind

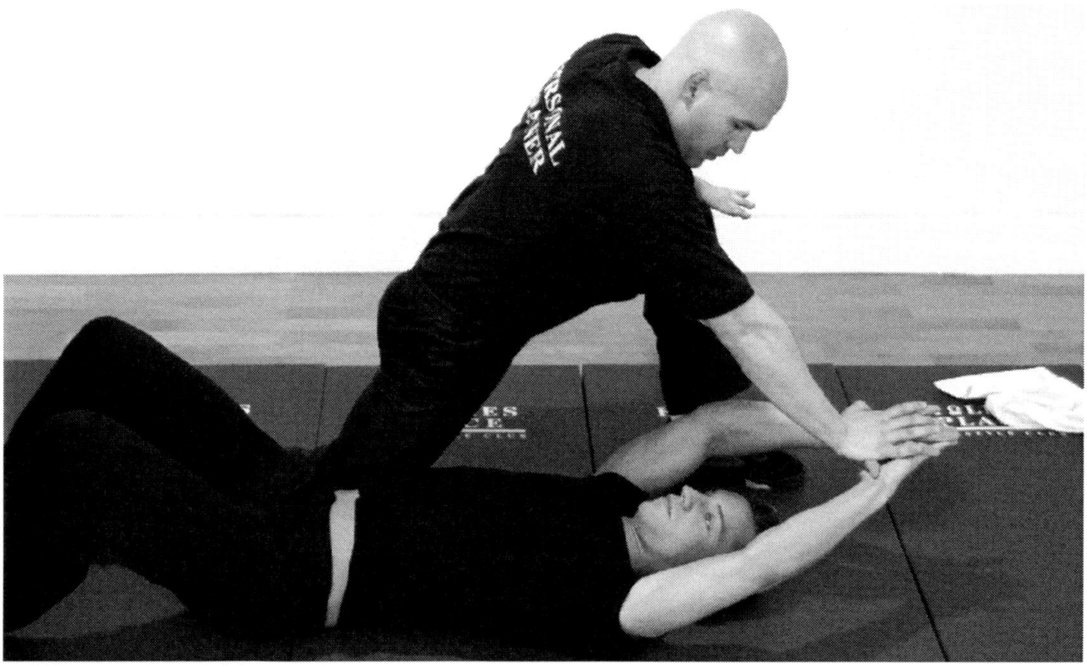

ÜBUNG	LAT-PUSH
Anwendung	• Klient liegt auf dem Rücken, die Beine sind aufgestellt und die Arme leicht gebeugt in Überkopf-Position • Trainer gibt von oben Druckimpulse auf die Handinnenflächen, während der Klient versucht, die fast gestreckten Arme nach vorne-oben zu drücken
Wirkbereich	• Breiter Rückenmuskel (M. latissimus dorsi)
Belastungsart	• Langer, sanfter/starker Druck = statische Anspannung (Isometrie) • Kurze, starke Druckimpulse = Dehnungs-Verkürzungs-Zyklen (Plyometrie)
Variationen	• Veränderung der Druckstärke; verschiedene Winkelstellungen der Schulter • Wechsel von Isometrie und Plyometrie; überraschende Druckimpulse
Hinweise	• Auch in Kombination mit einer Rumpfbeuge als Bauchmuskel-Übung empfehlenswert

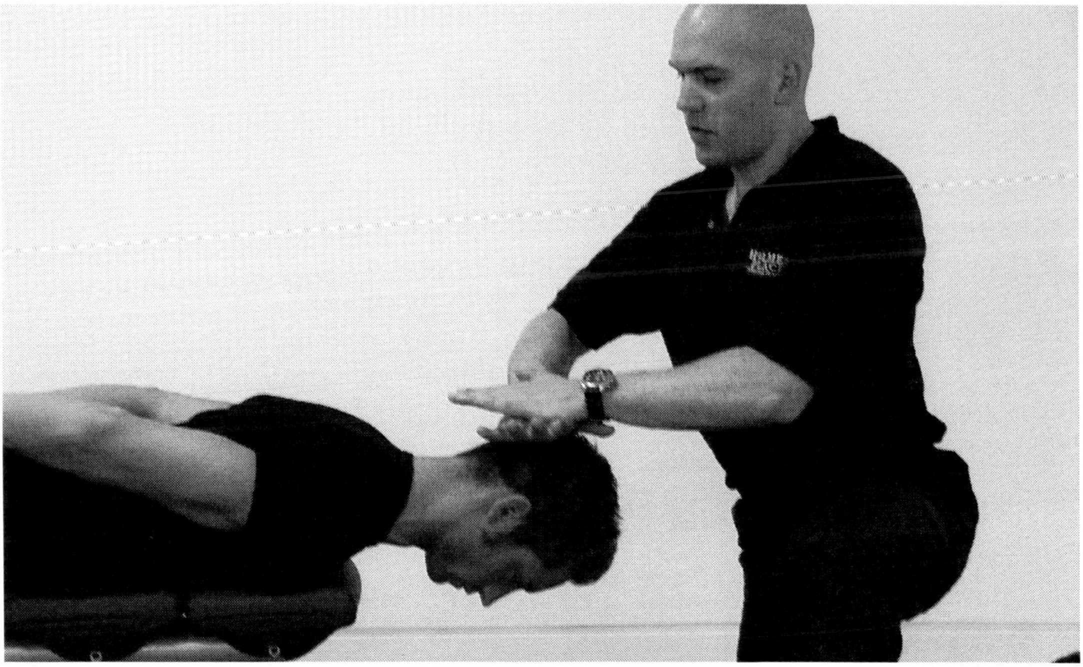

ÜBUNG	CERVICIS-PUSH
Anwendung	• Klient liegt bauchwärts auf einer Hantelbank; der Kopf ist über das Ende der Bank in Verlängerung der Wirbelsäule gestreckt • Trainer gibt mit der flachen Hand von oben Druckimpulse auf den Hinterkopf
Wirkbereich	• Dorsale Kopfstrecker (M. longissimus cervicis, M. semispinalis cervicis, M. iliocostalis cervicis, M. splenius cervicis u.v.a.)
Belastungsart	• Langer, sanfter/starker Druck = statische Anspannung (Isometrie) • Kurze, starke Druckimpulse = Dehnungs-Verkürzungs-Zyklen (Plyometrie)
Variationen	• Veränderung der Druckstärke • Überraschende Druckimpulse
Hinweise	• Starke und wechselnde Druckimpulse erst nach einer längeren statischen Trainingsphase (event. Gefahr der Auslösung von Kopfschmerz, Migräne) • Isometrie besonders geeignet zur Anbahnung der HWS-Muskulatur nach Bandscheibenvorfällen (Prolaps), Segmentversteifungen oder Instabilitäten

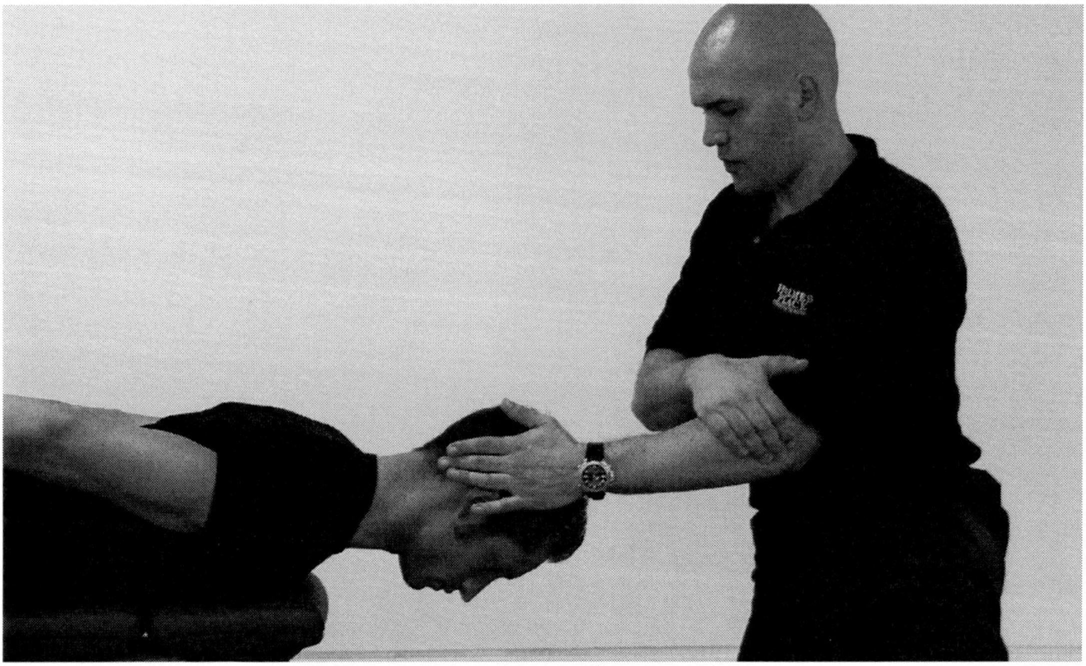

ÜBUNG	SPLENIUS-PUSH
Anwendung	• Klient liegt bauchwärts auf einer Hantelbank; der Kopf ist über das Ende der Bank in Verlängerung der Wirbelsäule gestreckt • Trainer gibt mit der flachen Hand oberhalb des Ohrs Druckimpulse auf den seitlichen Schädel
Wirkbereich	• Seitneiger des Kopfes (M. rectus capitis lateralis, M. longus capitis, M. longus colli, M. spelenius cervicis u.v.a.)
Belastungsart	• Langer, sanfter/starker Druck = statische Anspannung (Isometrie) • Kurze, starke Druckimpulse = Dehnungs-Verkürzungs-Zyklen (Plyometrie)
Variationen	• Veränderung der Druckstärke • Überraschende Druckimpulse
Hinweise	• Starke und wechselnde Druckimpulse erst nach einer längeren statischen Trainingsphase (event. Gefahr der Auslösung von Kopfschmerz, Migräne) • Isometrie besonders geeignet zur Anbahnung der HWS-Muskulatur nach Bandscheibenvorfällen (Prolaps), Segmentversteifungen oder Instabilitäten

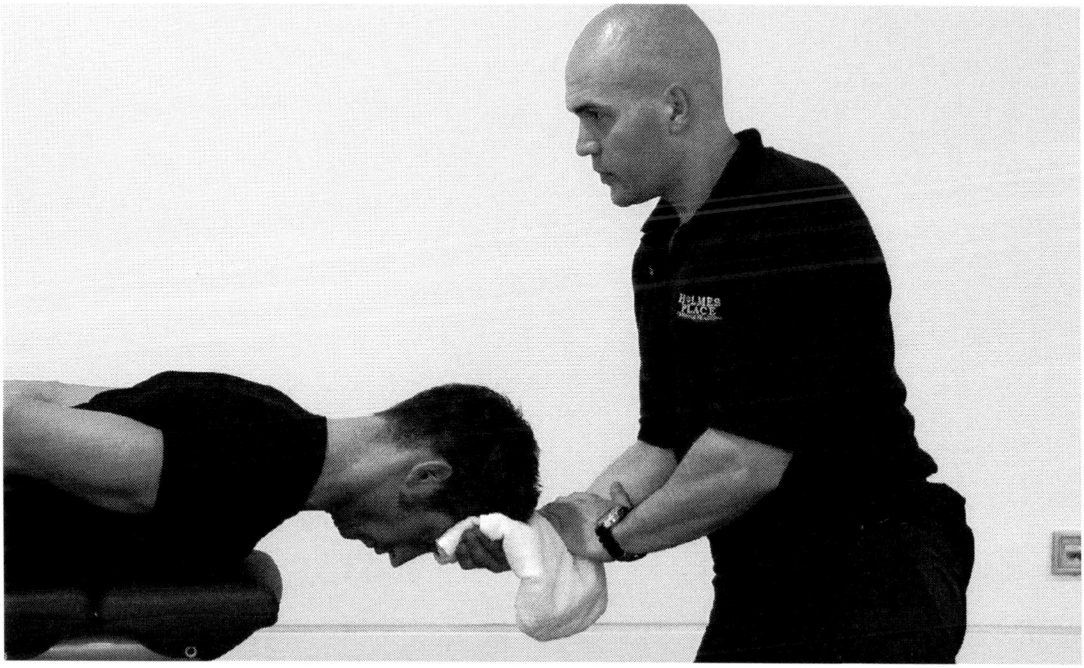

ÜBUNG	STERNO-PUSH
Anwendung	• Klient liegt bauchwärts auf einer Hantelbank; der Kopf ist über das Ende der Bank in Verlängerung der Wirbelsäule gestreckt • Trainer gibt mit der flachen Hand (Handtuch!) Druckimpulse von unten auf die Stirn
Wirkbereich	• Kopfbeuger (M. longus collli, M. scalenus anterior, M. sternocleidomastoideus, M. longus capitis u.v.a.)
Belastungsart	• Langer, sanfter/starker Druck = statische Anspannung (Isometrie) • Kurze, starke Druckimpulse = Dehnungs-Verkürzungs-Zyklen (Plyometrie)
Variationen	• Veränderung der Druckstärke • Überraschende Druckimpulse
Hinweise	• Starke und wechselnde Druckimpulse erst nach einer längeren statischen Trainingsphase (event. Gefahr der Auslösung von Kopfschmerz, Migräne) • Isometrie besonders geeignet zur Anbahnung der HWS-Muskulatur nach Bandscheibenvorfällen (Prolaps), Segmentversteifungen oder Instabilitäten

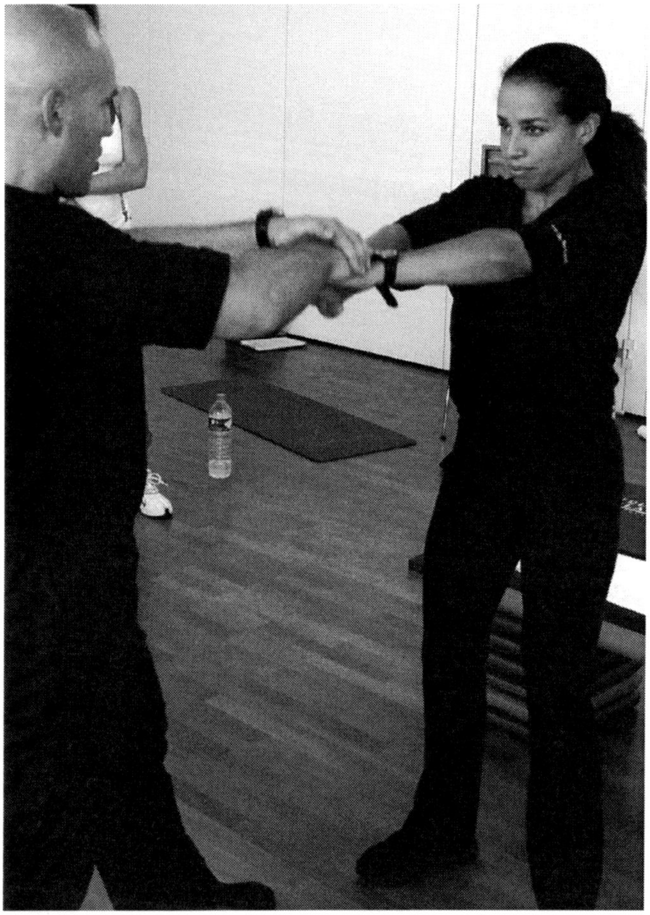

ÜBUNG

DELTA-PUSH (FRONTAL)

Anwendung

- Trainer und Klient stehen sich mit einem halben Meter Abstand frontal gegenüber
- Beide abduzieren ihre Arme bis etwa 90 Grad-Abduktion bei leicht gebeugten Ellenbogen nach vorne
- Trainer gibt Druckimpulse von oben auf die Handrücken des Klienten, der versucht, die Arme gegen den Widerstand oben zu halten

Wirkbereich	• Delta-Muskel (M. deltoideus/pars clavikularis und pars acromialis); Kappenmuskel (M. trapezius)
Belastungsart	• Langer, sanfter/starker Druck = statische Anspannung (Isometrie) • Kurze, starke Druckimpulse = Dehnungs-Verkürzungs-Zyklen (Plyometrie)
Variationen	• Veränderung der Druckstärke; Wechsel von Isometrie und Plyometrie • Überraschende Druckimpulse bei geschlossenen Augen
Hinweise	• Auf eine korrekte Körperhaltung achten; hoher Druck kann zu starker Hohlkreuzbildung beim Klienten führen

ÜBUNG

DELTA-PUSH (SEITLICH)

Anwendung

- Trainer und Klient stehen hintereinander
- Beide abduzieren die Arme bis etwa 80-90 Grad bei rechtwinklig gebeugten Ellenbogen zur Seite
- Trainer gibt Druck von oben auf die Ellenbogen des Klienten, der versucht, seine Arme gegen den Widerstand nach oben zu bringen

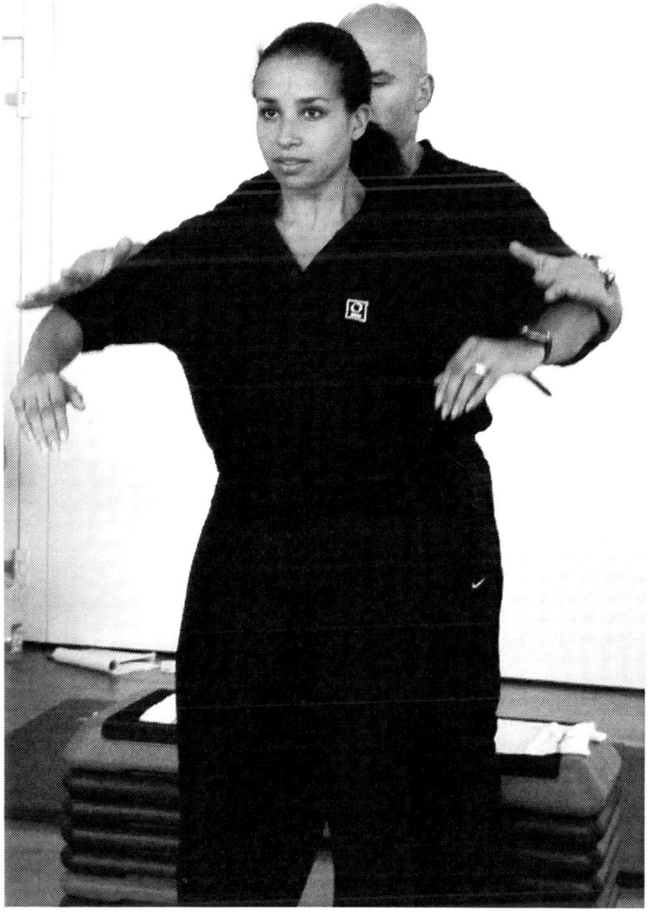

Wirkbereich	• Delta-Muskel (M. deltoideus/pars acromialis); Kappenmuskel (M. trapezius)
Belastungsart	• Langer, sanfter/starker Druck = statische Anspannung (Isometrie) • Kurze, starke Druckimpulse = Dehnungs-Verkürzungs-Zyklen (Plyometrie)
Variationen	• Veränderung der Druckstärke; Wechsel von Isometrie und Plyometrie • Überraschende Druckimpulse bei geschlossenen Augen
Hinweise	• Auf eine stabile Körperhaltung achten; hoher Druck kann zu starker Hohlkreuzbildung beim Klienten führen • Gestreckte Handgelenke erhöhen die Spannung in den Armen

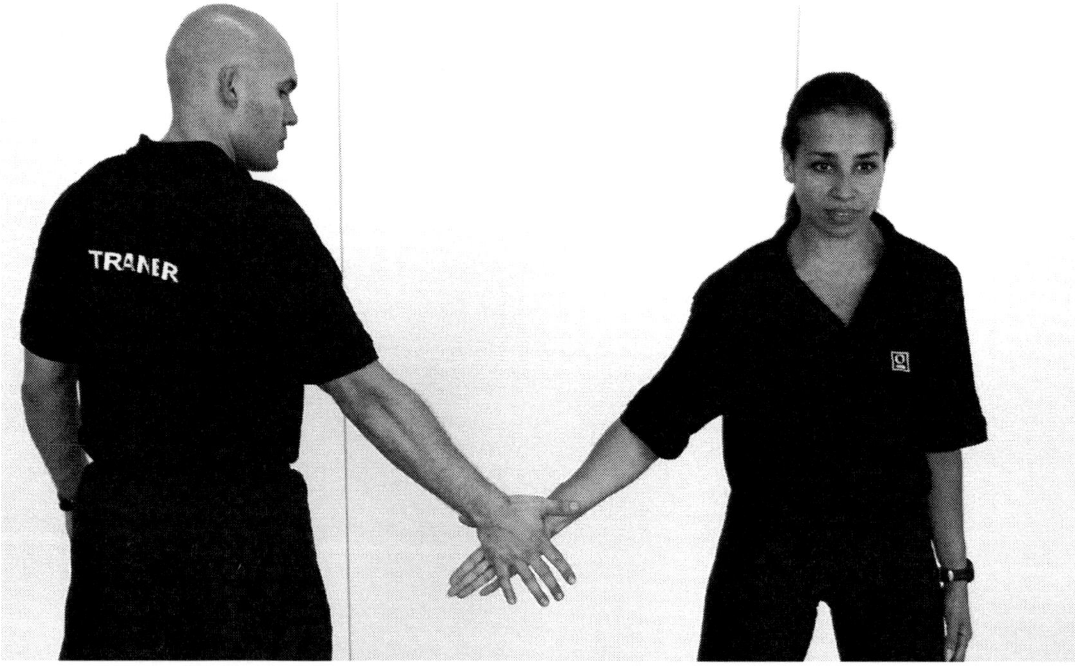

ÜBUNG	ROTATOREN-PUSH (60 GRAD)
Anwendung	• Klient abduziert den Arm der trainierenden Schulter bis zirka 60 Grad • Trainer gibt je nach nach Trainingsziel wechselnde Druckimpulse auf die Handinnenfläche (Innenrotatoren der Schulter) oder Zugimpulse auf den Handrücken (Außenrotatoren der Schulter) des Klienten
Wirkbereich	• Innenrotatoren (M. teres major, M. subscapularis); Außenrotatoren (M. supraspinatus, M. infraspinatus, M. teres minor)
Belastungsart	• Langer, sanfter/starker Druck = statische Anspannung (Isometrie) • Kurze, starke Druckimpulse = Dehnungs-Verkürzungs-Zyklen (Plyometrie)
Variationen	• Veränderung der Druckstärke; Wechsel von Isometrie und Plyometrie • Überraschende Druckimpulse bei geschlossenen Augen
Hinweise	• Auf eine stabile Körperhaltung achten • Wechselnde Impulse im schnellen Dehnungs-Verkürzungs-Zyklus sind besonders wirksam bei Schulterinstabilitäten und als Aufbautraining nach Impingement-Syndromen

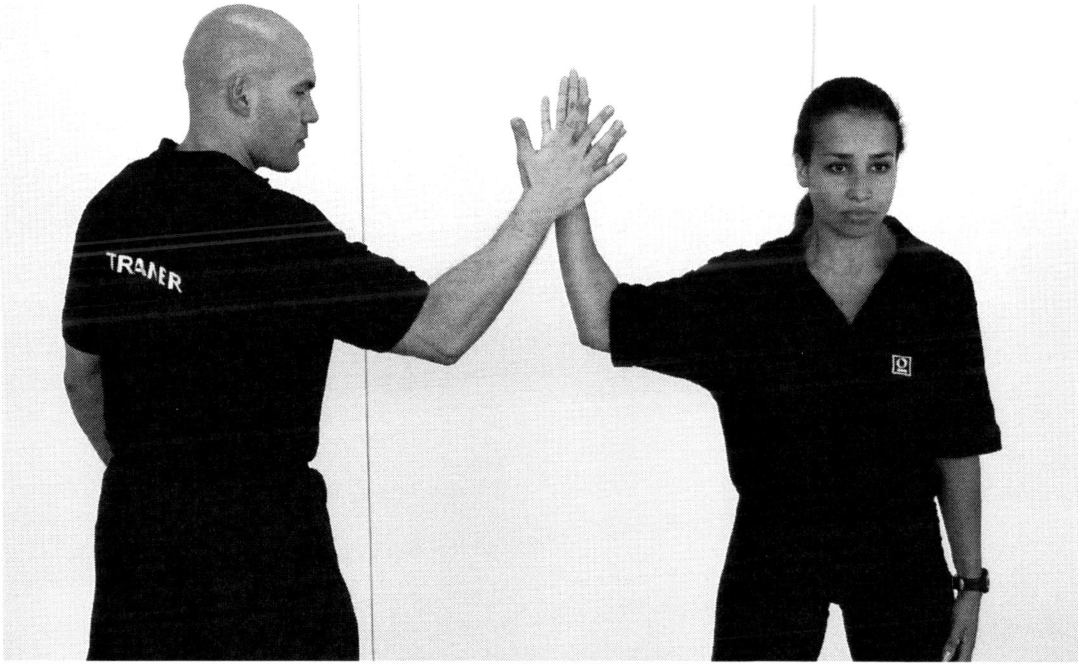

ÜBUNG	ROTATOREN-PUSH (90 GRAD)
Anwendung	• Klient abduziert den Arm der trainierenden Schulter bis zirka 90 Grad • Trainer gibt je nach nach Trainingsziel wechselnde Druckimpulse auf die Handinnenfläche (Innenrotatoren der Schulter) oder Zugimpulse auf den Handrücken (Außenrotatoren der Schulter) des Klienten
Wirkbereich	• Innenrotatoren (M. teres major, M. subscapularis); Außenrotatoren (M. supraspinatus, M. infraspinatus, M. teres minor)
Belastungsart	• Langer, sanfter/starker Druck = statische Anspannung (Isometrie) • Kurze, starke Druckimpulse = Dehnungs-Verkürzungs-Zyklen (Plyometrie)
Variationen	• Veränderung der Druckstärke; Wechsel von Isometrie und Plyometrie • Überraschende Druckimpulse bei geschlossenen Augen
Hinweise	• Auf eine stabile Körperhaltung achten • Wechselnde Impulse im schnellen Dehnungs-Verkürzungs-Zyklus sind besonders wirksam bei Schulterinstabilitäten und als Aufbautraining nach Impingement-Syndromen

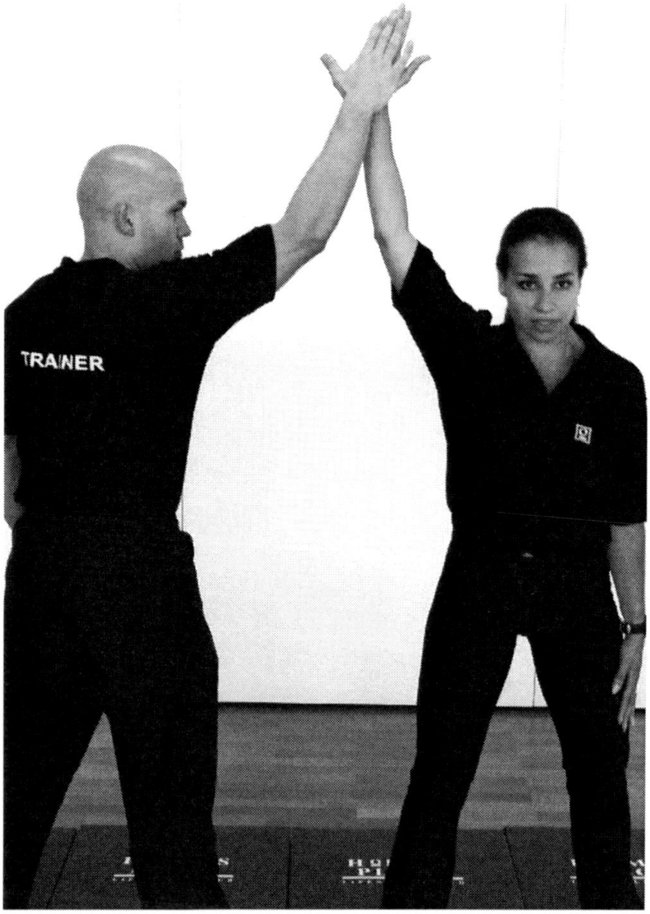

ÜBUNG

ROTATOREN-PUSH (120 GRAD)

Anwendung

- Klient abduziert den Arm der trainierenden Schulter bis zirka 120 Grad
- Trainer gibt je nach nach Trainingsziel wechselnde Druckimpulse auf die Handinnenfläche (Innenrotatoren der Schulter) oder Zugimpulse auf den Handrücken (Außenrotatoren der Schulter) des Klienten

Wirkbereich	• Innenrotatoren (M. teres major, M. subscapularis); Außenrotatoren (M. supraspinatus, M. infraspinatus, M. teres minor)
Belastungsart	• Langer, sanfter/starker Druck = statische Anspannung (Isometrie) • Kurze, starke Druckimpulse = Dehnungs-Verkürzungs-Zyklen (Plyometrie)
Variationen	• Veränderung der Druckstärke; Wechsel von Isometrie und Plyometrie • Überraschende Druckimpulse bei geschlossenen Augen
Hinweise	• Auf eine stabile Körperhaltung achten • Wechselnde Impulse im schnellen Dehnungs-Verkürzungs-Zyklus sind besonders wirksam bei Schulterinstabilitäten und als Aufbautraining nach Impingement- Syndromen

ÜBUNG

FLEXOREN-PUSH

Anwendung

- Klient kniet neben einer Hantelbank; der Unterarm ist nach außen rotiert
- Trainer hält mit der einen Hand zur Stabilisierung den Unterarm des Klienten; mit der anderen Hand gibt er Druckimpulse nach unten auf das gebeugte Handgelenk

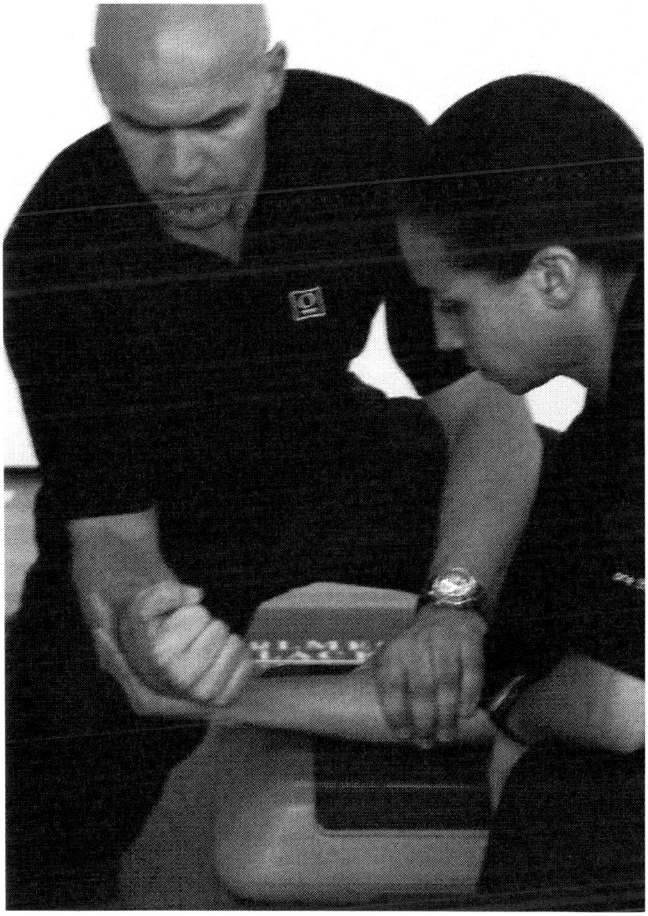

Wirkbereich	• Handgelenkflexoren (M. extensor carpi radialis, ulnaris, digitorum, pollicis longus, pollicis brevis)
Belastungsart	• Langer, sanfter/starker Druck = statische Anspannung (Isometrie) • Kurze, starke Druckimpulse = Dehnungs-Verkürzungs-Zyklen (Plyometrie)
Variationen	• Veränderung der Druckstärke • Wechsel von Isometrie und Plyometrie
Hinweise	• Besonders effektiv in Verbindung mit einer Greifbewegung der Hand • Geeignet zur Beseitigung muskulärer Dysballancen zwischen Handgelenkflexoren und -extensoren nach Golfer- oder Tennisellenbogen (mediale oder laterale Epicondylitis)

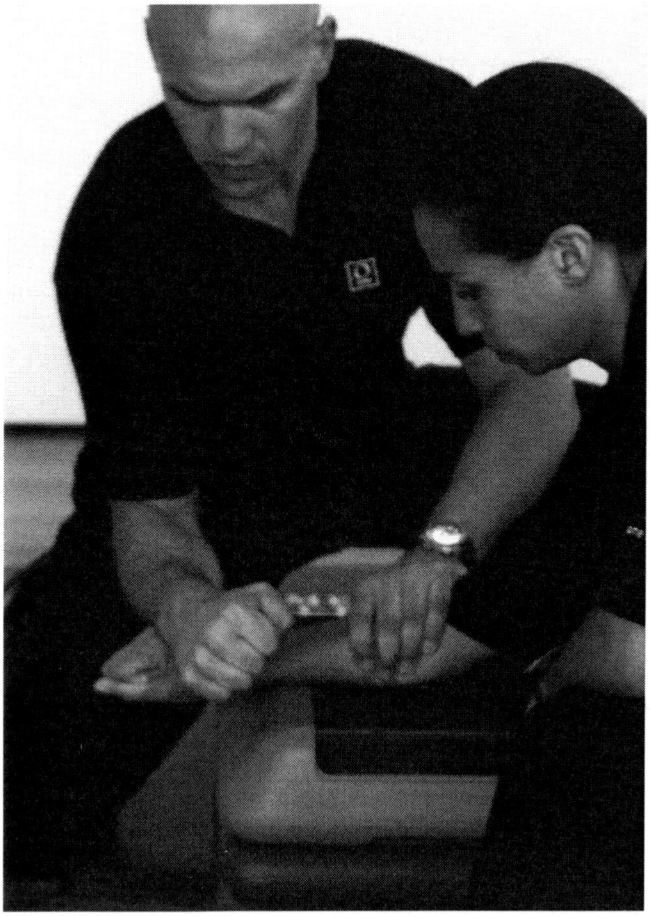

ÜBUNG

EXTENSOREN-PUSH

Anwendung

- Klient kniet neben einer Hantelbank; der Unterarm ist nach innen rotiert
- Trainer fixiert mit einer Hand zur Stabilisierung den Ellenbogen des Klienten; mit der anderen Hand gibt er Druckimpulse nach unten auf das gestreckte Handgelenk

Wirkbereich	• Handgelenkextensoren (M. flexor carpi radialis, ulnaris, palmaris longus, digitorum, pollicis)
Belastungsart	• Langer, sanfter/starker Druck = statische Anspannung (Isometrie) • Kurze, starke Druckimpulse = Dehnungs-Verkürzungs-Zyklen (Plyometrie)
Variationen	• Veränderung der Druckstärke • Wechsel von Isometrie und Plyometrie
Hinweise	• Besonders effektiv in Verbindung mit einer Streckbewegung der Finger • Geeignet zur Beseitigung muskulärer Dysballancen zwischen Handgelenkflexoren und -extensoren nach Golfer- oder Tennisellenbogen (mediale oder laterale Epicondylitis)

ÜBUNG

DORSALEX-PULL

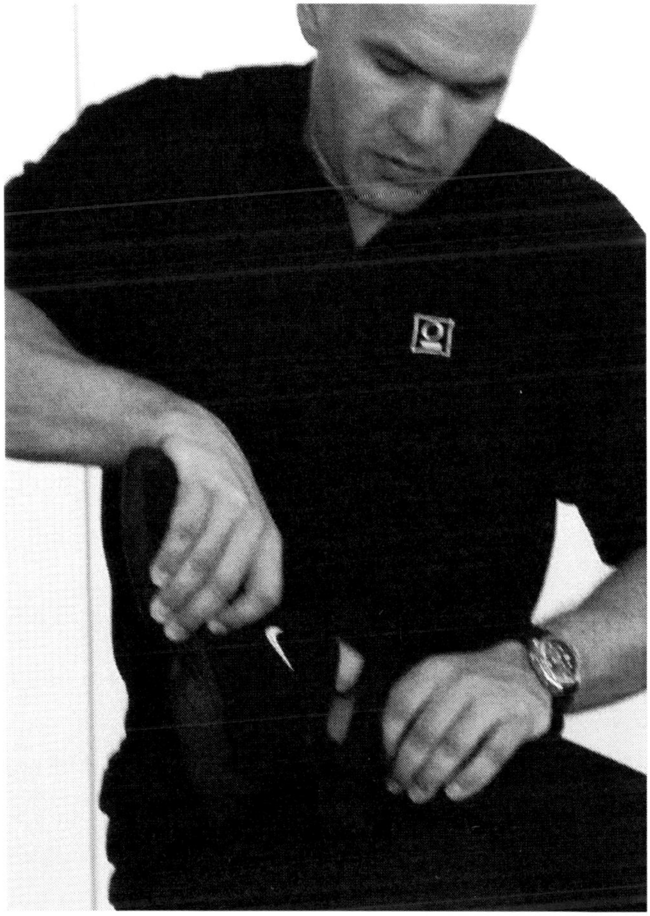

Anwendung

- Klient befindet sich in Rückenlage
- Trainer kniet neben dem Klienten und positioniert den zu trainierenden Unterschenkel auf seinem Oberschenkel
- Während eine Hand den Unterschenkel fixiert, zieht die andere Hand gegen den Widerstand des Klienten den Fuß zur Fußsohle hin

Wirkbereich	• Vorderer Schienbeinmuskel (M. tibialis anterior), Zehenstrecker (M. extensor), Wadenbeinmuskeln (M. peroneus longus, brevis, tertius)
Belastungsart	• Langer, sanfter/starker Zug = statische Anspannung (Isometrie) • Kurze, starke Zugimpulse = Dehnungs-Verkürzungs-Zyklen (Plyometrie)
Variationen	• Veränderung der Zugstärke • Wechsel von Isometrie und Plyometrie
Hinweise	• Zum Training der Zehenstrecker Übung barfuß durchführen • Nach Sprungelenksverletzungen wie dem Inversionstrauma auch die Pro- und Supination des Sprunggelenks berücksichtigen

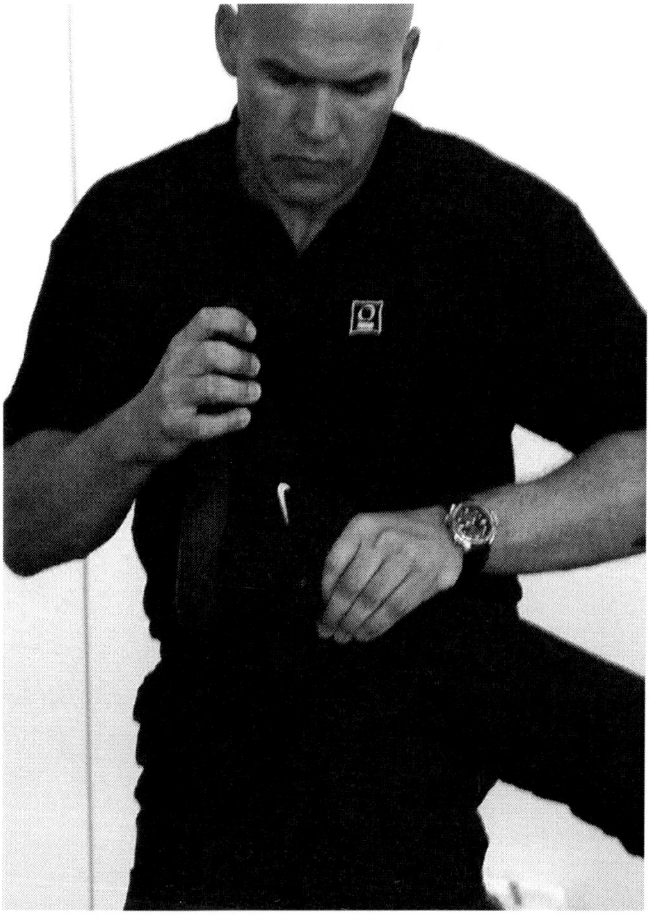

ÜBUNG

PLANTARFLEX-PUSH

Anwendung

- Klient befindet sich in Rückenlage
- Trainer kniet neben dem Klienten und positioniert den zu trainierenden Unterschenkel auf seinem Oberschenkel
- Während eine Hand den Unterschenkel fixiert, drückt die andere Hand gegen den Widerstand des Klienten den Fuß zum Fußrücken hin

Wirkbereich	• Zwillingswadenmuskel (M. gastrocnemius), Schollenmuskel (M. soleus), Sohlenspanner (M. plantaris)
Belastungsart	• Langer, sanfter/starker Druck = statische Anspannung (Isometrie) • Kurze, starke Druckimpulse = Dehnungs-Verkürzungs-Zyklen (Plyometrie)
Variationen	• Veränderung der Druckstärke • Wechsel von Isometrie und Plyometrie
Hinweise	• Um die Zehenbeuger mitzutrainieren, Übung barfuß durchführen • Nach Sprungelenksverletzungen wie dem Inversionstrauma auch die Pro- und Supination des Sprunggelenks berücksichtigen

ÜBUNG

TRIZEPS-PULL

Anwendung

- Klient kniet in aufrechter Haltung auf dem Boden; die Ellenbogen sind je nach Trainingswinkel gebeugt und ziehen das Handtuch in Richtung Boden
- Trainer wirkt durch den Zug des Handtuchs nach oben dem Widerstand des Klienten entgegen, während der versucht, die Ellen-bogen zu strecken

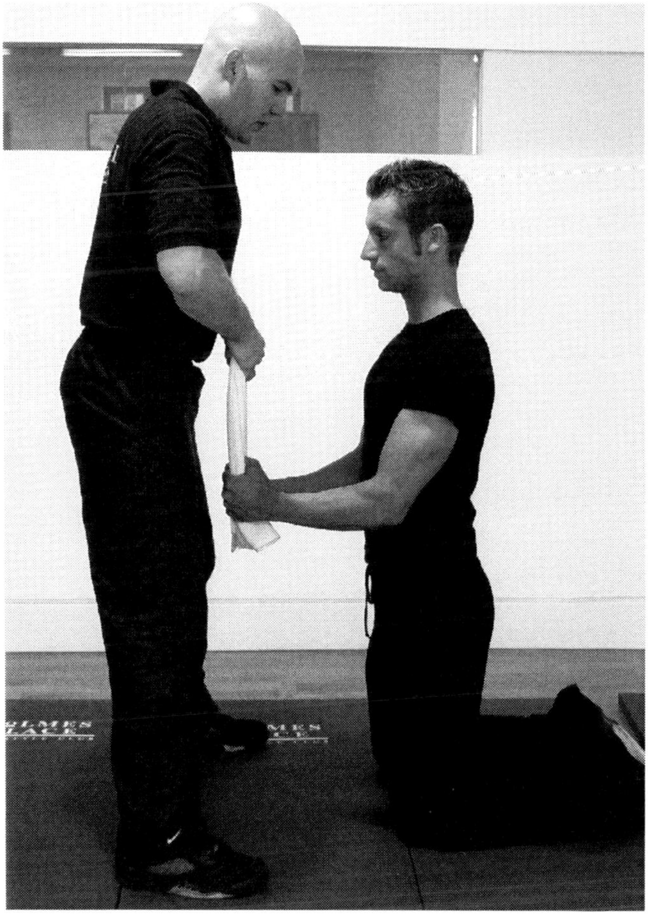

Wirkbereich	• Unterarmstrecker (M. trizeps humerii), Unterarmuskulatur
Belastungsart	• Langer, sanfter/starker Zug = statische Anspannung (Isometrie) • Kurze, starke Zugimpulse = Dehnungs-Verkürzungs-Zyklen (Plyometrie)
Variationen	• Veränderung von Zugstärke und Winkelstellung im Ellenbogen • Wechsel von Isometrie und Plyometrie; überraschende Zugimpulse
Hinweise	• Übung eignet sich als Alternative zum Trizeps-Zugapparat oder Kurzhantel, wenn kein Gerät zur Verfügung steht • Einsetzbar zur Stärkung von Handgelenk, Ober- und Unterarm in Bezug auf eine aktive Osteoporose-Prophylaxe

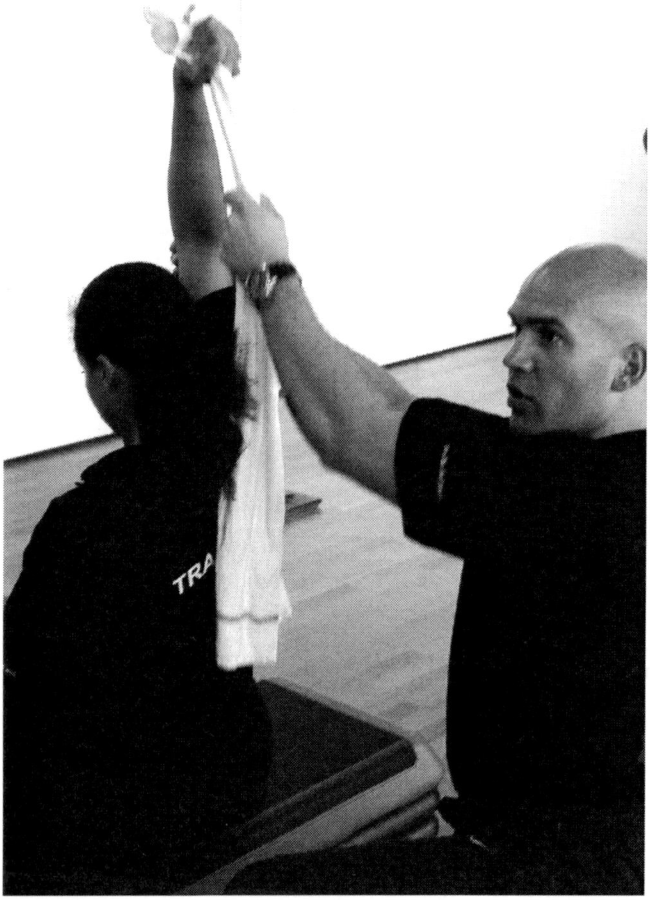

ÜBUNG

TRIZEPS-PULL (DORSAL)

Anwendung

- Klient sitzt auf einer Hantelbank oder einem Step; der zu trainierende Arm ist in Überkopf-Position; aus dem gebeugten Ellenbogen heraus, versucht der Klient das Handtuch gegen den Widerstand des Trainers nach oben zu ziehen
- Trainer fixiert mit einer Hand den Ellenbogen, während die andere Hand das Handtuch nach unten zieht und somit der Streckung des Klienten entgegenwirkt

Wirkbereich	• Unterarmstrecker (M. trizeps humerii)
Belastungsart	• Langer, sanfter/starker Zug = statische Anspannung (Isometrie) • Kurze, starke Zugimpulse = Dehnungs-Verkürzungs-Zyklen (Plyometrie)
Variationen	• Veränderung von Zugstärke und Winkelstellung im Ellenbogen • Wechsel von Isometrie und Plyometrie; überraschende Zugimpulse
Hinweise	• Übung eignet sich als Alternative zum Trizeps-Zugapparat oder Kurzhantel, wenn kein Gerät zur Verfügung steht • Einsetzbar zur Stärkung von Handgelenk, Ober- und Unterarm in Bezug auf eine aktive Osteoporose-Prophylaxe

ÜBUNG

LAT/BIZEPS-PULL

Anwendung

- Klient kniet auf dem Boden; zur besseren Stabilisierung des Körpers ist ein Bein vorgestellt; die Ellenbogen sind je nach Trainingswinkel gebeugt und ziehen das Handtuch nach hinten
- Trainer zieht einarmig das Handtuch zu sich heran, während der Klient versucht, dem Widerstand entgegenzuwirken.

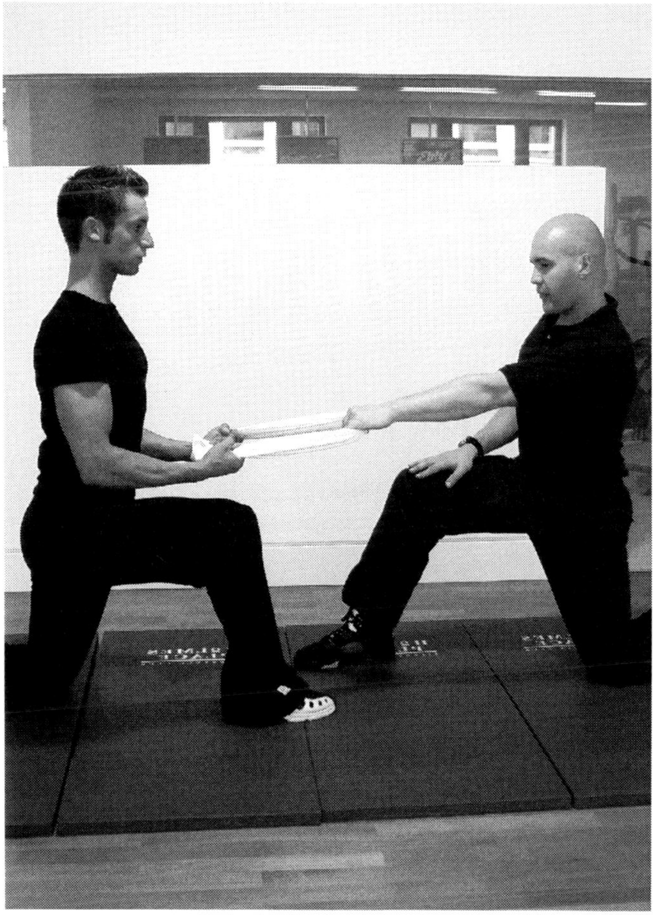

Wirkbereich	• Breiter Rückenmuskel (M. latissimus dorsi), Armbeuger (M. bizeps humerii) Unterarmuskulatur
Belastungsart	• Langer, sanfter/starker Zug = statische Anspannung (Isometrie) • Kurze, starke Zugimpulse = Dehnungs-Verkürzungs-Zyklen (Plyometrie)
Variationen	• Veränderung von Zugstärke, Winkelstellung im Ellenbogen und Dynamik • Wechsel von Isometrie und Plyometrie; überraschende Zugimpulse
Hinweise	• Übung eignet sich als Alternative zum Ruderzug • Einsetzbar zur Stärkung von Handgelenk, Ober- und Unterarm in Bezug auf eine aktive Osteoporose-Prophylaxe und zur Haltungsverbesserung bei stark kyphotischer Brustwirbelsäule

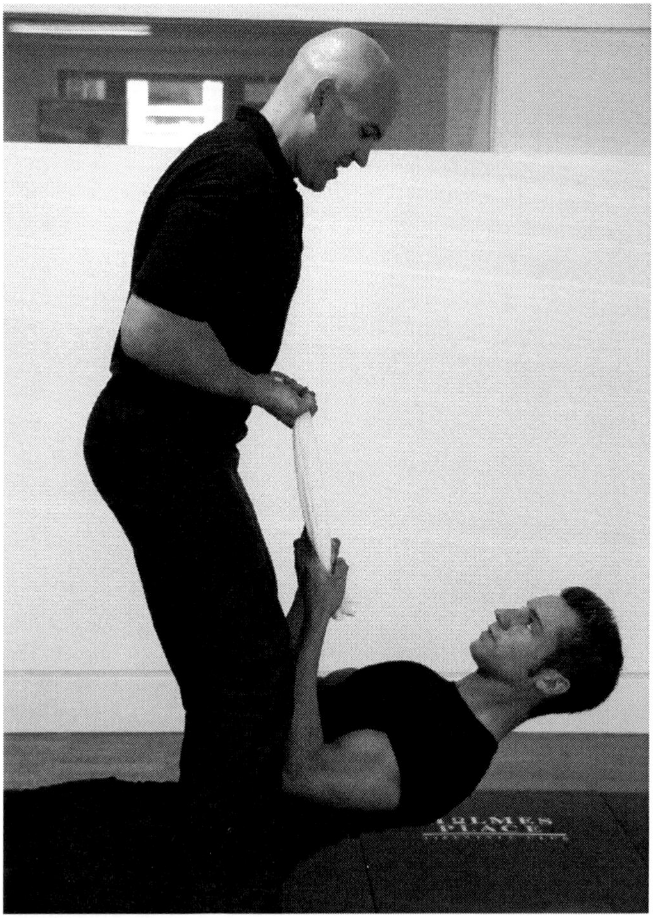

ÜBUNG

LATISsIMUS/BIZEPS-PULL

Anwendung

- Klient liegt auf dem Boden und zieht sich über das Handtuch so nach oben, dass das Gesäß am Boden bleibt
- Trainer steht in leichter Kniebeugeposition über dem Klienten und verändert über mehr oder weniger Zug den Intensitätsgrad der Übung

Wirkbereich	• Breiter Rückenmuskel (M. latissimus dorsi), Armbeuger (M. bizeps humerii) Unterarmuskulatur
Belastungsart	• Langer, sanfter/starker Zug = statische Anspannung (Isometrie) • Kurze, starke Zugimpulse = Dehnungs-Verkürzungs-Zyklen (Plyometrie)
Variationen	• Veränderung von Zugstärke; Winkelstellung im Ellenbogen und Dynamik • Wechsel von Isometrie und Plyometrie; überraschende Zugimpulse
Hinweise	• Übung eignet sich als Alternative zum Ruderzug • Einsetzbar zur Stärkung von Handgelenk, Ober- und Unterarm in Bezug auf eine aktive Osteoporose-Prophylaxe und zur Haltungsverbesserung bei kyphotischer Brustwirbelsäule

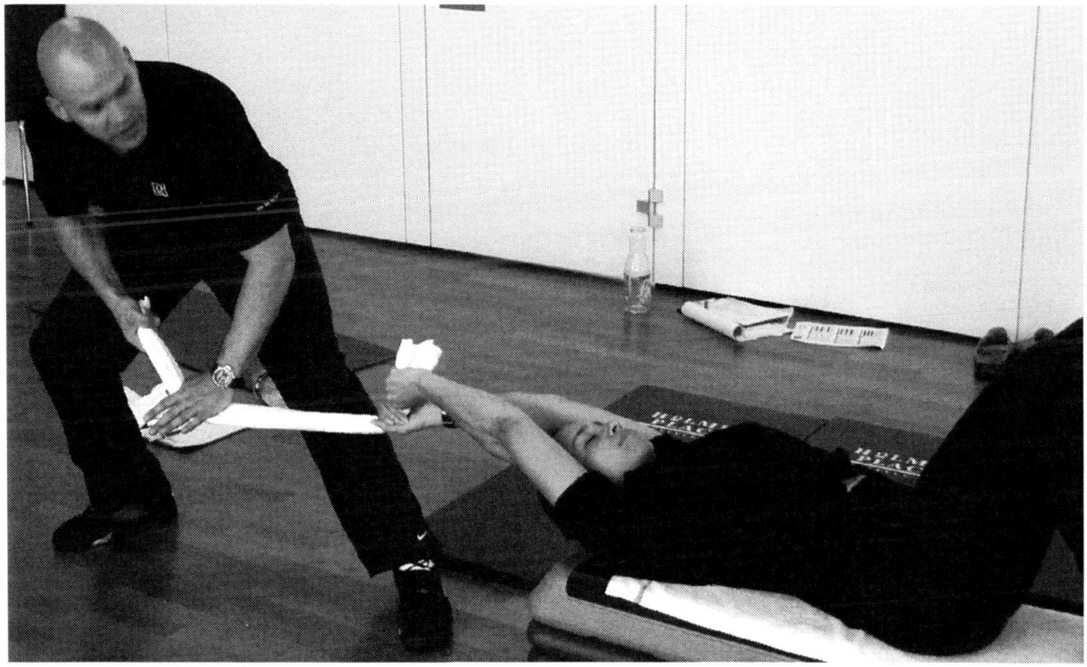

ÜBUNG	PULLOVER-PULL
Anwendung	• Klient liegt auf einer Hantelbank oder einem Step; die Arme sind maximal nach hinten verschränkt; mit gestreckten Arme versucht der Klient, das Handtuch gegen den Zugwiderstand nach vorne zu ziehen • Trainer steht hinter dem Klienten und zieht das Handtuch zu sich heran
Wirkbereich	• Breiter Rückenmuskel (M. latissimus dorsi), Armbeuger (M. bizeps humerii) Unterarmuskulatur
Belastungsart	• Langer, sanfter/starker Zug = statische Anspannung (Isometrie) • Kurze, starke Zugimpulse = Dehnungs-Verkürzungs-Zyklen (Plyometrie)
Variationen	• Veränderung von Zugstärke; Winkelstellung im Schultergelenk • Wechsel von Isometrie und Plyometrie; überraschende Zugimpulse
Hinweise	• Geeignet zum Aufbautraining der breiten Rückenmuskulatur

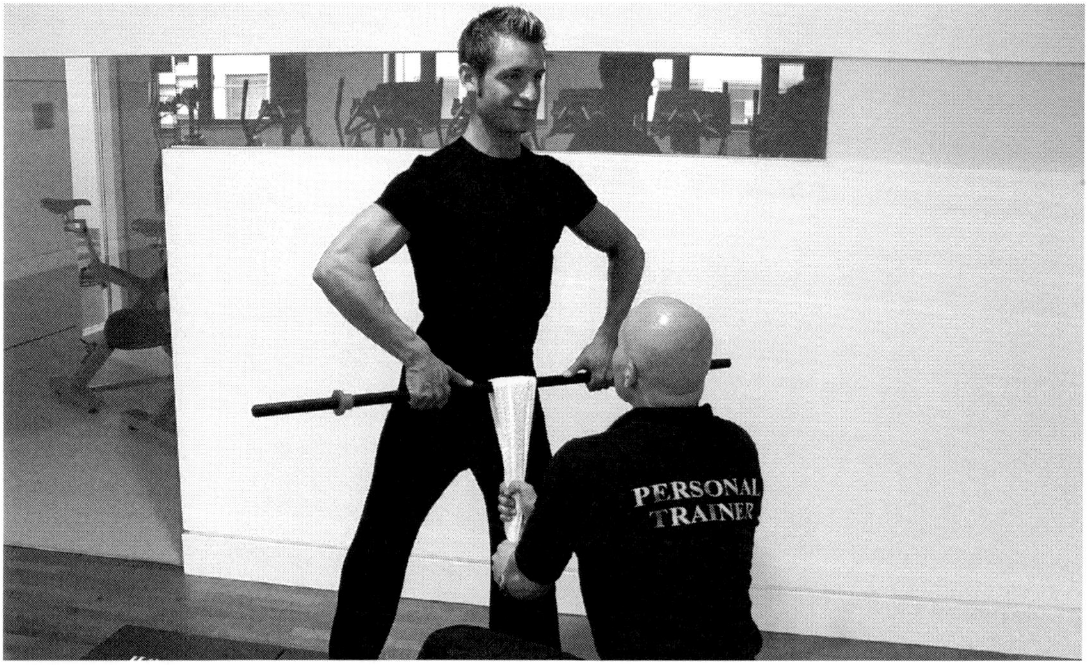

ÜBUNG	TRIZEPS/DELTA-PULL
Anwendung	• Klient steht aufrecht in stabilem Stand; die Arme fassen schulterbreit eine Hantel- oder Body Pump-Stange • Trainer gibt durch ein Handtuch, dass eine Body Pump-Stange umwickelt, Zugimpulse nach unten gegen den Widerstand des hochziehenden Klienten
Wirkbereich	• Kappenmuskel (M. trapezius/pars ascendens), Armbeuger (M. bizeps humerii), Schultermuskel (M. deltoideus/pars acromialis)
Belastungsart	• Langer, sanfter/starker Zug = statische Anspannung (Isometrie) • Kurze, starke Zug = Dehnungs-Verkürzungs-Zyklen (Plyometrie)
Variationen	• Veränderung von Zugstärke; Winkelstellung im Ellenbogen und Dynamik • Wechsel von Isometrie und Plyometrie; überraschende Zugimpulse
Hinweise	• Starke und wechselnde Zugimpulse erst nach einer längeren statischen Trainingsphase (event. Gefahr der Auslösung von Kopfschmerz, Migräne) • Isometrie besonders geeignet zur Anbahnung der HWS-Muskulatur nach Bandscheibenvorfällen (Prolaps), Segmentversteifungen oder Instabilitäten

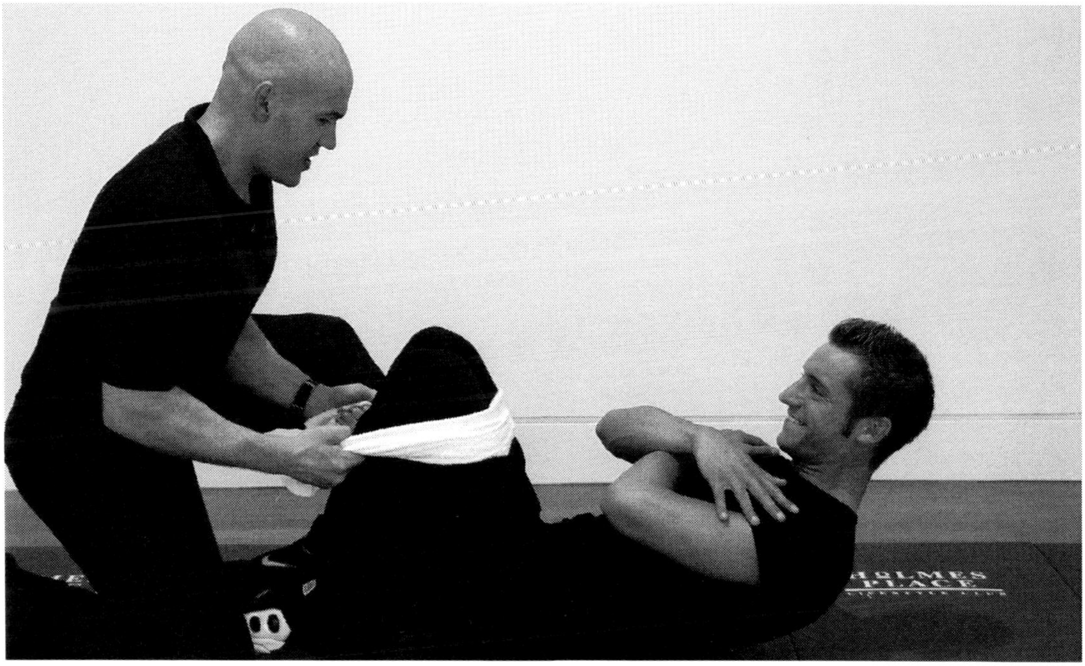

ÜBUNG	ABDOMINAL-PULL
Anwendung	• Klient rollt in Rückenlage mit angewinkelten Beinen den Oberkörper höchstmöglich auf; die Beine sind angewinkelt ohne Bodenkontakt der Füße • Trainer gibt mit Hilfe eines Handtuchs je nach Trainingsziel unterschiedliche Zugimpulse auf den distalen Oberschenkel
Wirkbereich	• Gerade Bauchmuskulatur (M. rectus abdominis/obere Kompartmente), Hüftbeuger (M. iliopsoas/M. rectus femoris)
Belastungsart	• Langer, gleichmäßiger Zug = statische Anspannung • Kurze, starke Zugimpulse = Dehnungs-Verkürzungs-Zyklen
Variationen	• Veränderung von Zugstärke; Winkelstellung im Hüftgelenk und Dynamik • Wechsel von Isometrie und Plyometrie; überraschende Zugimpulse
Hinweise	• Übung eignet sich zur Vermittlung erster exzentrischer Reize auf die Bauch- und Hüftbeugemuskulatur

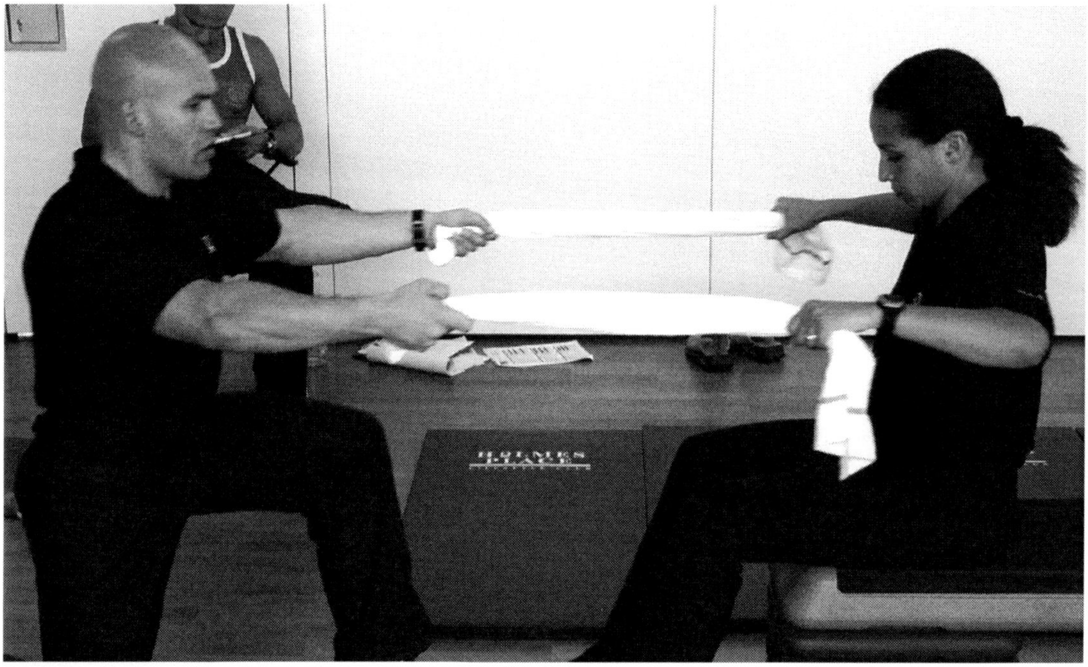

ÜBUNG	RHOMBO-PULL (90 GRAD)
	• Klient sitzt auf einer Hantelbank oder Step; die Arme sind 90-Grad abduziert und die Ellenbogen rechtwinklig gebeugt • Trainer kniet vor dem Klienten, hält die Arme auf gleicher Höhe; der Klient zieht gegen den Widerstand des Trainers die Arme horizontal nach hinten
Wirkbereich	• Rautenmuskel (M. rhomboideus), Kappenmuskel (M. trapezius), Deltamuskel (M. deltoideus/pars spinalis)
Belastungsart	• Langer, sanfter/starker Zug = statische Anspannung (Isometrie) • Kurze, starke Zugimpulse = Dehnungs-Verkürzungs-Zyklen (Plyometrie)
Variationen	• Veränderung von Druckstärke und Winkelstellung in der Schulter • Wechsel von Isometrie und Plyometrie; überraschende Zugimpulse
Hinweise	• Klient sollte darauf achten, den Rücken aufrecht zu halten • Während der Zugphasen darf der Klient nicht durch Gewichtsverlagerung des Oberkörpers nach hinten die Zugarbeit unterstützen

ÜBUNG

TRAPEZIUS/DELTA-PULL

Anwendung

- Trainer und Klient stehen sich mit einem halben Meter Abstand frontal gegenüber
- Klient hält seine Arme eng am Oberkörper und zieht nur die Ellenbogen gegen den Widerstand nach oben
- Trainer zieht mit gestreckten Armen das Handtuch langsam nach unten

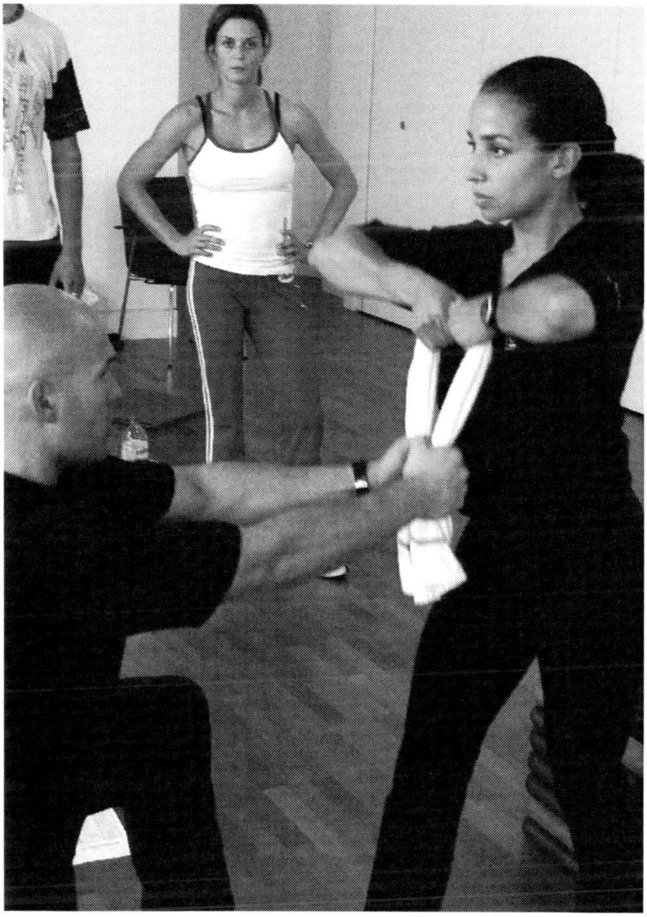

Wirkbereich	• Delta-Muskel (M. deltoideus/pars clavikularis und pars acromialis); Kappenmuskel (M. trapezius)
Belastungsart	• Langer, sanfter/starker Druck = statische Anspannung (Isometrie) • Kurze, starke Druckimpulse = Dehnungs-Verkürzungs-Zyklen (Plyometrie)
Variationen	• Veränderung der Druckstärke; Wechsel von Isometrie und Plyometrie • Überraschende Zugimpulse bei geschlossenen Augen
Hinweise	• Auf eine korrekte Körperhaltung achten; zur besseren Stabilisierung kann der Klient eine Schrittstellung einnehmen • Übung eignet sich besonders zur Stabilisierung der Halswirbelsäule bei dauerhaften Nackenverspannungen

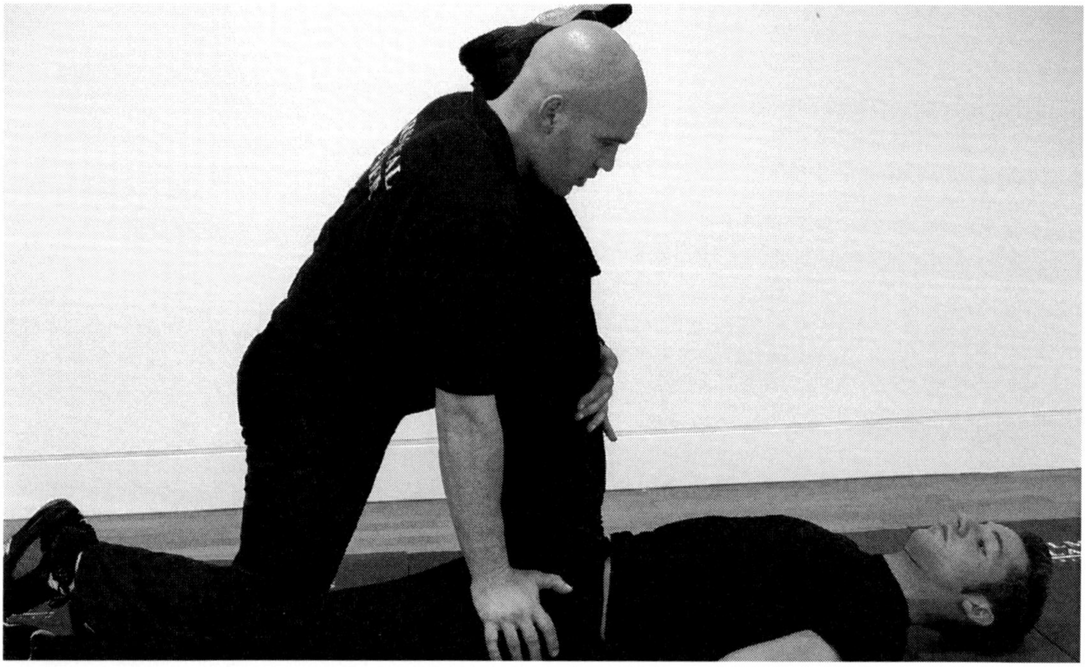

ÜBUNG	ISCHIO-STRETCH
Anwendung	• Klient liegt entspannt in Rückenlage • Trainer beugt das gestreckte Bein bis zur individuellen Grenze; eine Hand hält das Bein gestreckt, während die andere den Oberschenkel nach unten drückt, um ein Ausweichen des Beckens zu verhindern
Wirkbereich	• Ischiocrurale Muskulatur (M. bizeps fem./M. semitendinosus/M. semimembranosus), Kniekehlenmuskel (M. popliteaus)
Belastungsart	• Passive Dehnung
Variationen	• Veränderung des Innen- oder Außenrotationswinkels im Hüftgelenk • CHRS-Methode, Postisometrische Dehnung
Hinweise	• Übung eignet sich zum Cool-down nach hohen Belastungen der unteren Extremität • Dehnspannung verringern, wenn der Muskel eine Schutzspannung gegen einen hohen Dehnreiz aufzubaut

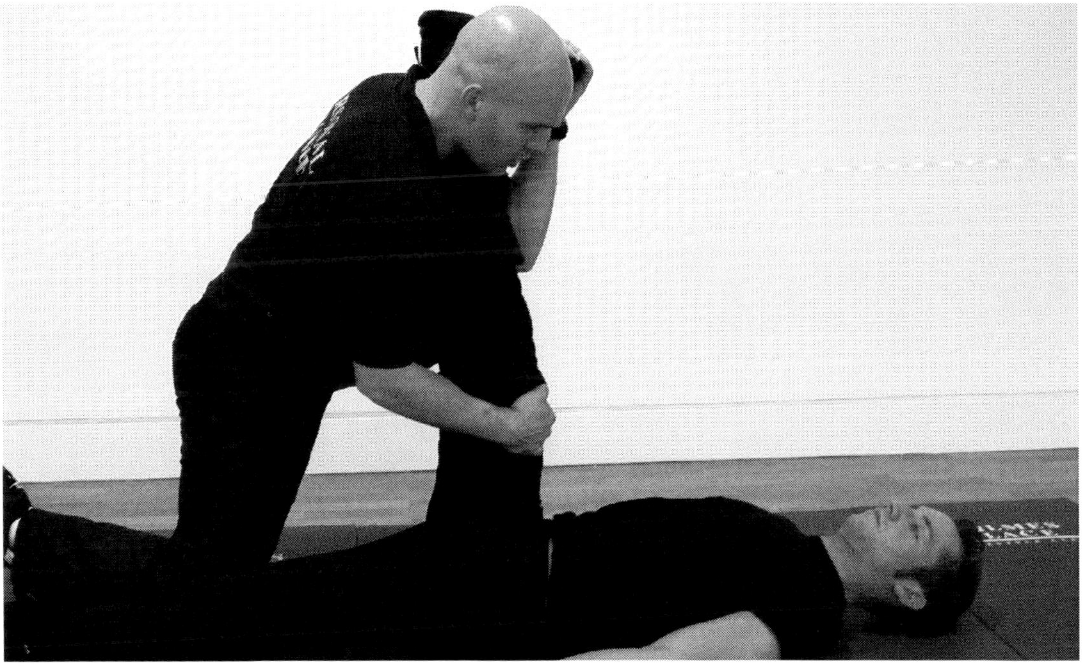

ÜBUNG	KOMBINIERTER ISCHIO/WADEN-STRETCH
Anwendung	• Klient liegt entspannt in Rückenlage • Trainer beugt passiv das gestreckte Bein bis zur individuellen Grenze im Hüftgelenk; eine Hand hält das Knie gestreckt, während die andere das Sprunggelenk zum Fußrücken hin (Dorsalextension) streckt
Wirkbereich	• Ischiocrurale Muskulatur (M. bizeps fem./M. semitendinosus/M. semimembranosus), Wadenmuskulatur (M. triceps surae)
Belastungsart	• Passive Dehnung
Variationen	• Veränderung des Innen- oder Außenrotationswinkels im Hüftgelenk • CHRS-Methode, Postisometrische Dehnung
Hinweise	• Übung eignet sich zum Cool-down nach intensiven Belastungen der unteren Extremität in geschlossener Kette (z.B. Sprungkrafttraining) • Dehnspannung verringern, wenn der Muskel eine Schutzspannung gegen einen hohen Dehnreiz aufzubaut

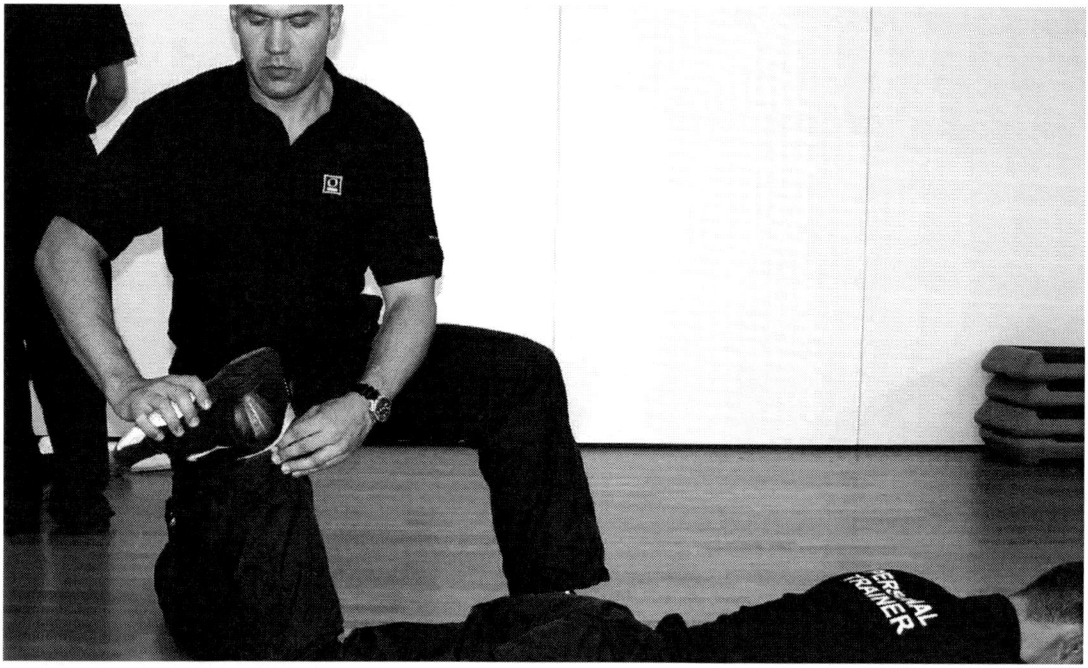

ÜBUNG	**SOLEUS-STRETCH**
Anwendung	• Klient liegt entspannt in Bauchlage • Trainer streckt das Sprunggelenk bei gebeugtem Kniegelenk bis zur individuell möglichen Bewegungsgrenze
Wirkbereich	• Wadenmuskulatur (M. triceps surae); Schollenmuskel (M. soleus)
Belastungsart	• Passive Dehnung
Variationen	• CHRS-Methode, Postisometrische Dehnung
Hinweise	• Übung eignet sich zum Cool-down nach intensiven Belastungen der unteren Extremität in geschlossener Kette (z.B. Sprungkrafttraining)

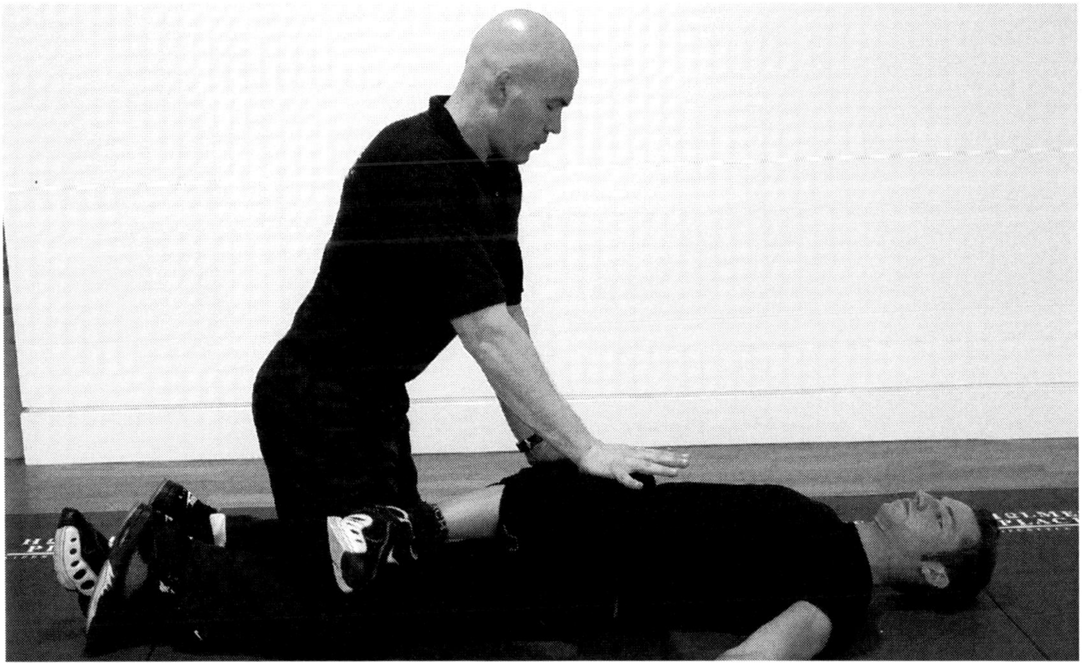

ÜBUNG	PIRIFORMIS-STRETCH
Anwendung	• Klient liegt entspannt in Rückenlage und hält beide Schulter am Boden • Trainer dehnt passiv das angebeugte Bein bis zur möglichen Innenrotationsgrenze; seine Unterschenkel klemmen das gestreckte so Bein ein, dass der Klient keine kompensatorische Innenrotation ausführen kann
Wirkbereich	• Großer Gesäßmuskel (M. gluteaus max.), Kleine Gesäßmuskeln (M. piriformis/M. obturatorius/Mm. gemelli)
Belastungsart	• Passive Dehnung
Variationen	• Veränderung des Hüftbeugewinkels • CHRS-Methode, Postisometrische Dehnung
Hinweise	• Übung eignet sich zum Cool-down nach intensiven Belastungen der unteren Extremität in geschlossener Kette (z.B. Freihantelübungen, Sprünge etc.) • Dehnspannung verringern, wenn der Muskel eine Schutzspannung gegen hohe Dehnreize aufbaut

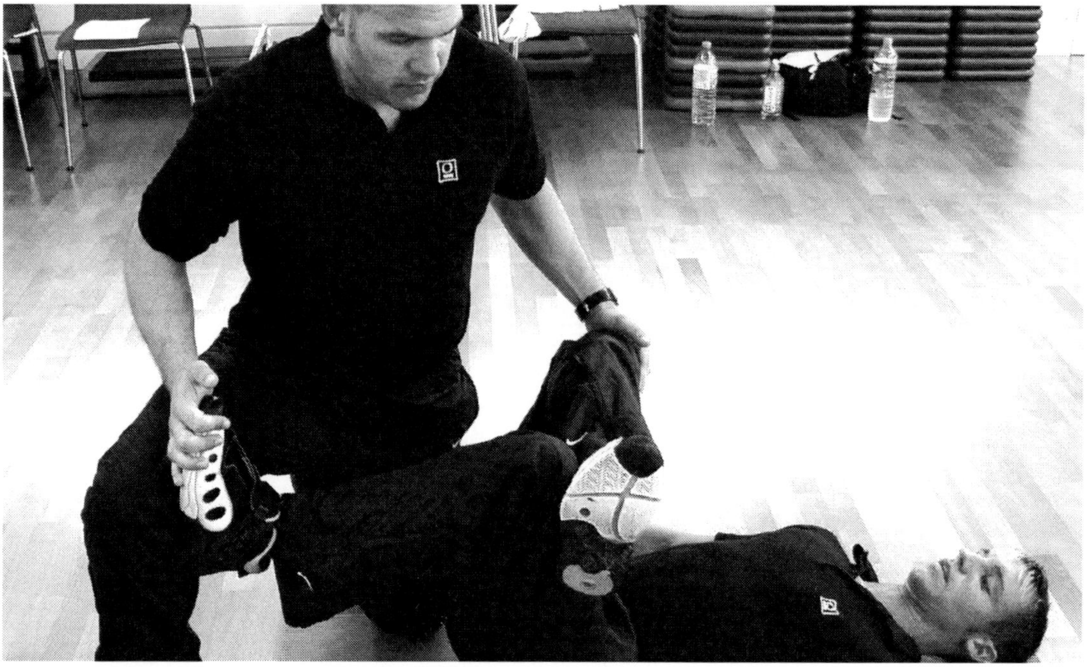

ÜBUNG	KOMBINIERTER GLUTAEUS/PIRIFORMIS-STRETCH
Anwendung	• Klient liegt entspannt in Rückenlage und überschlägt ein Bein • Trainer kniet vor dem Klienten; über Druck aus dem Knie mit Unterstützung der Hand erhöht er langsam die Dehnung
Wirkbereich	• Großer Gesäßmuskel (M. gluteaus max.), kleine Gesäßmuskeln (M. piriformis/M. obturatorius/Mm. gemelli)
Belastungsart	• Passive Dehnung
Variationen	• CHRS-Methode, Postisometrische Dehnung
Hinweise	• Übung eignet sich zum Cool-down nach intensiven Belastungen der unteren Extremität in geschlossener Kette (z.B. tiefe Kniebeugen und Sprünge) • Dehnspannung verringern, wenn der Muskel eine Schutzspannung gegen hohe Dehnreize aufbaut

ÜBUNG

GLUTAEUS-STRETCH

Anwendung

- Klient liegt entspannt in Rückenlage und beugt ein Bein an, während das andere gestreckt bleibt
- Trainer kniet vor dem Klienten und fixiert mit dem Becken die Fußsohle des zu dehnenden Beins; über Gewichtsverlagerung nach vorne erhöht er langsam die Dehnung bis zur individuellen Grenze; auf der Gegenseite drückt die Hand den Oberschenkel herunter, um ein Ausweichen der Hüfte zu verhindern

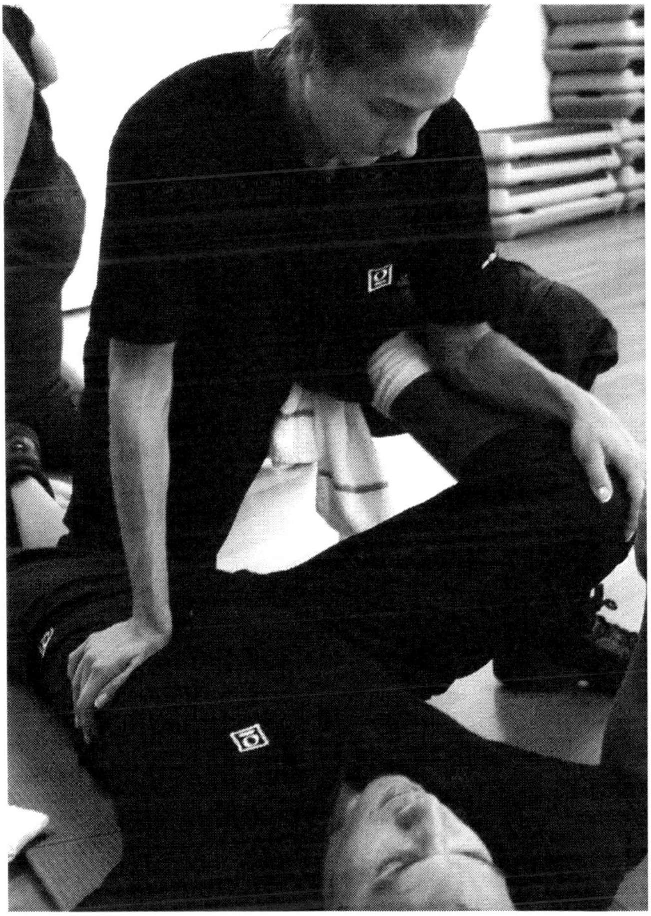

Wirkbereich	• Großer Gesäßmuskel (M. gluteaus max.); Hüftbeuger (M. rectus femoris/ M. iliopsoas)
Belastungsart	• Passive Dehnung
Variationen	• CHRS-Methode, Postisometrische Dehnung
Hinweise	• Übung eignet sich zum Cool-down nach intensiven Belastungen der unteren Extremität in geschlossener Kette (z.B. tiefe Kniebeugen und Sprünge) • Dehnspannung verringern, wenn der Muskel eine Schutzspannung aufbaut

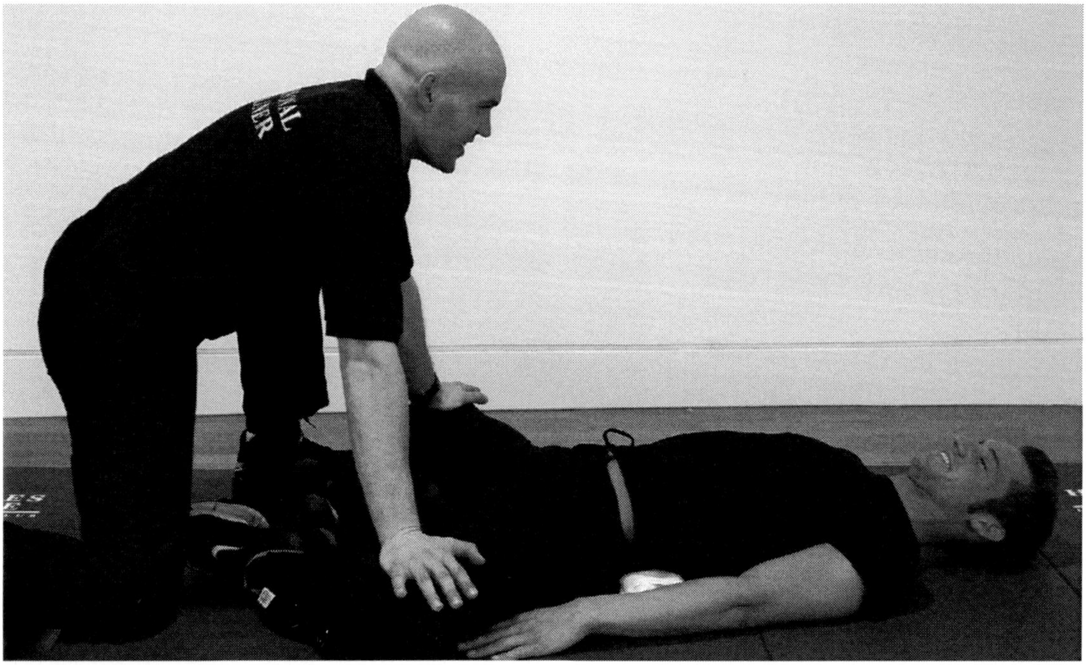

ÜBUNG	ADDUKTOREN-STRETCH
Anwendung	• Klient liegt in Rückenlage; die Beine sind aufgestellt • Trainer zieht die Oberschenkel bis zur individuellen Abduktionsgrenze nach außen; die Knie können optional die Schienbeine fixieren, um ein Vorrutschen der Unterschenkel des Klienten zu verhindern
Wirkbereich	• Adduktorengruppe (M. adductores longus/brevis/magnus/M. gracilis)
Belastungsart	• Passive Dehnung
Variationen	• Veränderung des Hüftbeugewinkels • CHRS-Methode, Postisometrische Dehnung
Hinweise	• Übung eignet sich zum Cool-down nach intensiven Belastungen der unteren Extremität in offener und geschlossener Kette (Geräte-/Freihanteltraining) • Dehnspannung verringern, wenn der Muskel eine Schutzspannung gegen hohe Dehnreize aufbaut

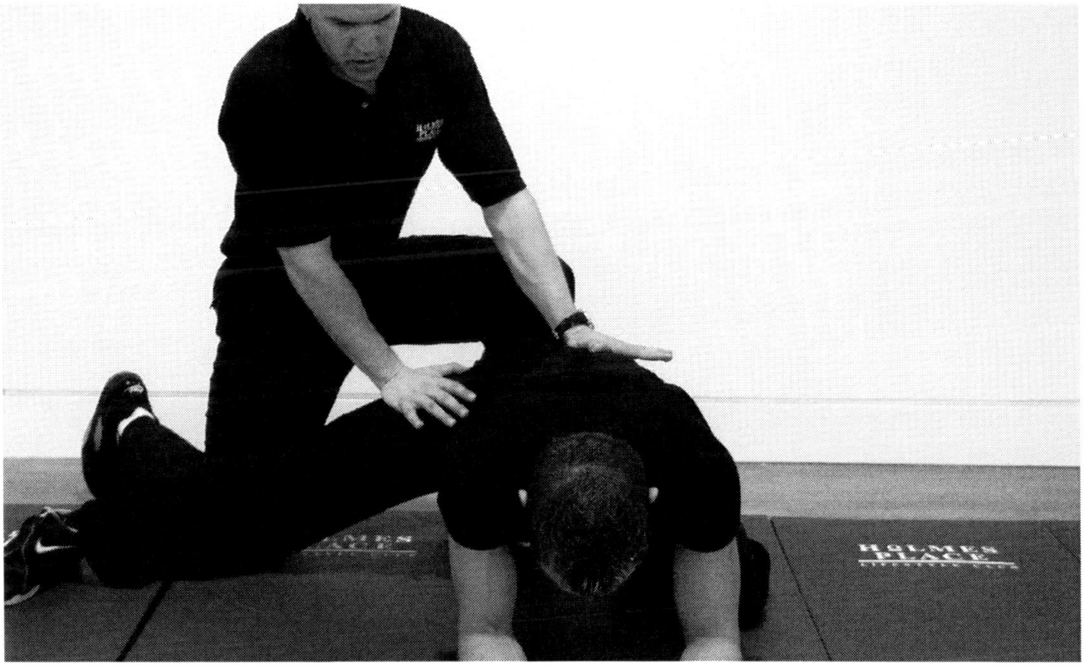

ÜBUNG	ADDUKTOREN-STRETCH
Anwendung	• Klient befindet sich im Kniesitz, die Ellenbogen stützen nach vorne ab und die zu dehnende Extremität ist zur Seite abgespreizt • Trainer gibt von hinten sanften Druck auf das Kreuzbein, um die Dehnung schrittweise bis zur individuellen Dehngrenze zu verstärken
Wirkbereich	• Adduktorengruppe (M. adductores longus/brevis/magnus/M. gracilis)
Belastungsart	• Passive Dehnung
Variationen	• Veränderung des Hüftabspreizwinkels • CHRS-Methode, Postisometrische Dehnung
Hinweise	• Übung eignet sich zum Cool-down nach intensiven Belastungen der unteren Extremität in offener und geschlossener Kette (Geräte-/Freihanteltraining) • Dehnspannung bei Schutzkontraktion verringern • Bei ISG-Problemen keinen Druck auf das Kreuzbein ausüben

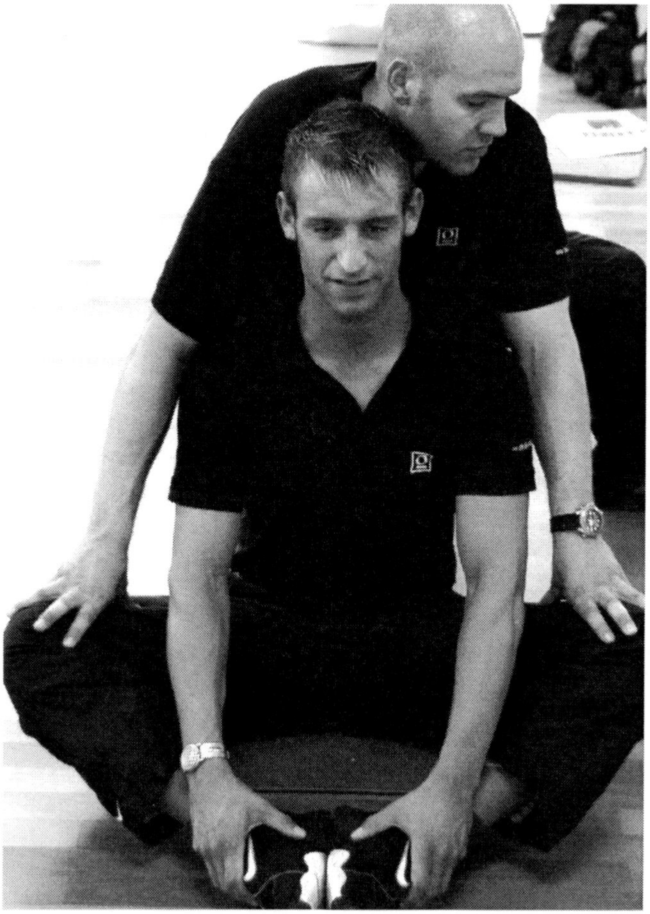

ÜBUNG

ADDUKTOREN-STRETCH (SITZEND)

Anwendung

- Klient sitzt auf dem Boden (oder auf einer Bank) im Schneider- oder Langsitz; die Beine sind im Hüftgelenk abgespreizt und die Fußsohlen stehen eng zusammen
- Trainer zieht die Oberschenkel von hinten bis zur individuellen Abduktionsgrenze nach außen; der Klient kann seine Füße festhalten, um ein Vorrutschen der Unterschenkel zu verhindern

Wirkbereich	• Adduktorengruppe (M. adductores longus/brevis/magnus/M. gracilis)
Belastungsart	• Passive Dehnung
Variationen	• Veränderung des Hüftbeugewinkels • CHRS-Methode, Postisometrische Dehnung
Hinweise	• Übung eignet sich zum Cool-down nach intensiven Belastungen der unteren Extremität in offener und geschlossener Kette (Geräte-/Freihanteltraining) • Dehnspannung verringern, wenn der Muskel eine Schutzkontraktion gegen hohe Dehnreize aufbaut

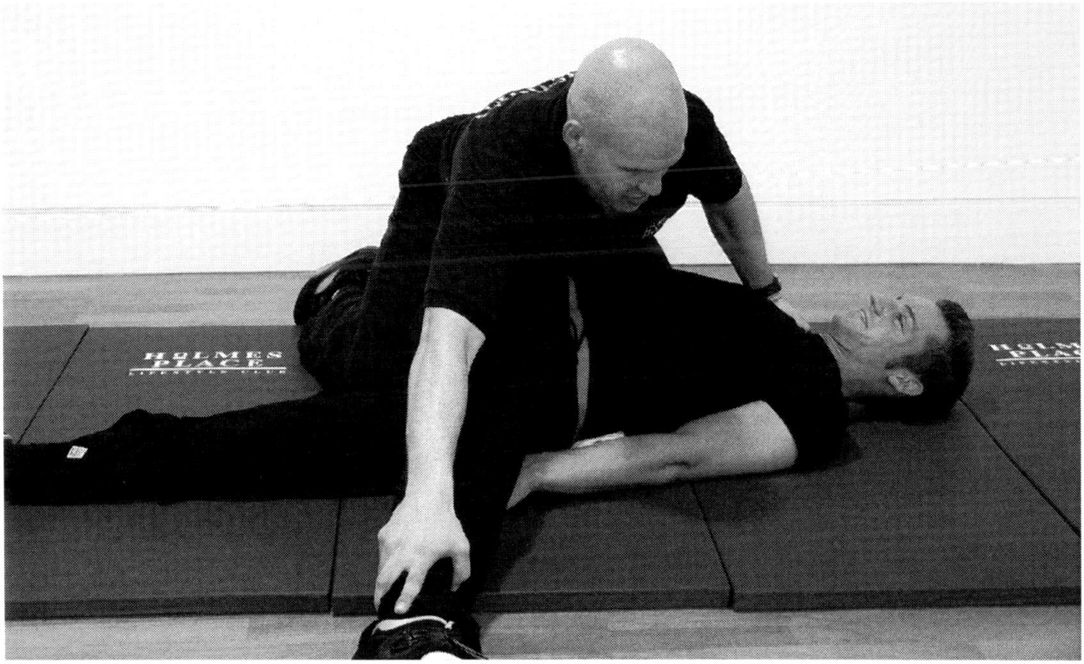

ÜBUNG	ABDUKTOREN-STRETCH
Anwendung	• Klient liegt entspannt in Rückenlage und hält beide Schulter am Boden • Trainer dehnt die Abduktoren des gestreckten, innenrotierten Beines bis zur individuellen Dehngrenze; eine Hand drückt die Schulter auf der Gegenseite herunter, um eine Rotation des Oberkörpers zu verhindern
Wirkbereich	• Abduktoren (M. glutaeus medius/minimus), Außenrotatoren (M. piriformis, M. obturatorius, Mm. gemelli)
Belastungsart	• Passive Dehnung
Variationen	• Veränderung des Hüftbeugewinkels • CHRS-Methode, Postisometrische Dehnung
Hinweise	• Übung eignet sich zum Cool-down nach intensiven Belastungen der unteren Extremität in offener und geschlossener Kette (Geräte-/Freihanteltraining) • Dehnspannung verringern, wenn der Muskel eine Schutzspannung gegen hohe Dehnreize aufbaut

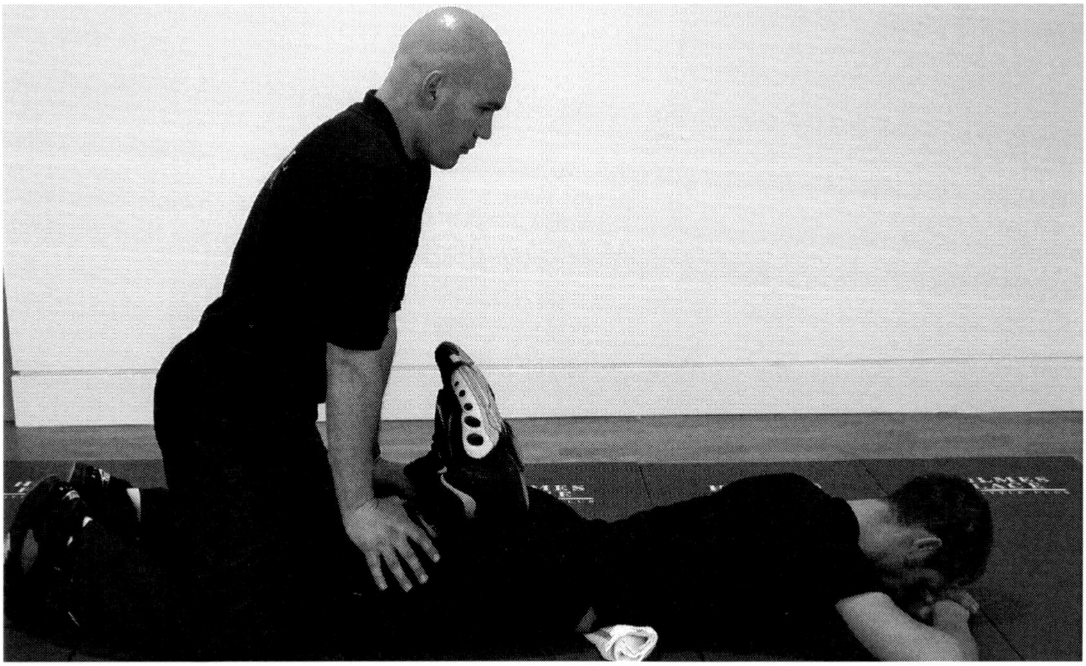

ÜBUNG	QUADRIZEPS-STRETCH DUO
Anwendung	• Klient liegt in Bauchlage; ein aufgerolltes Handtuch unter dem Bauchnabel verhindert eine zu starke Hohlkreuzbildung • Trainer dehnt die Oberschenkel des Klienten, indem er die gebeugten Unterschenkel schrittweise bis zur anatomischen Grenze herunter drückt
Wirkbereich	• Oberschenkelmuskulatur (M. quadrizeps femoris)
Belastungsart	• Passive Dehnung
Variationen	• In Seitlage • CHRS-Methode, Postisometrische Dehnung
Hinweise	• Übung eignet sich zum Cool-down nach intensiven Belastungen der unteren Extremität in offener und geschlossener Kette (Geräte-/Freihanteltraining) • Bei Schutzkontraktionen die Dehnspannung verringern • Kniegelenkprobleme wie latente Meniscusverletzungen berücksichtigen

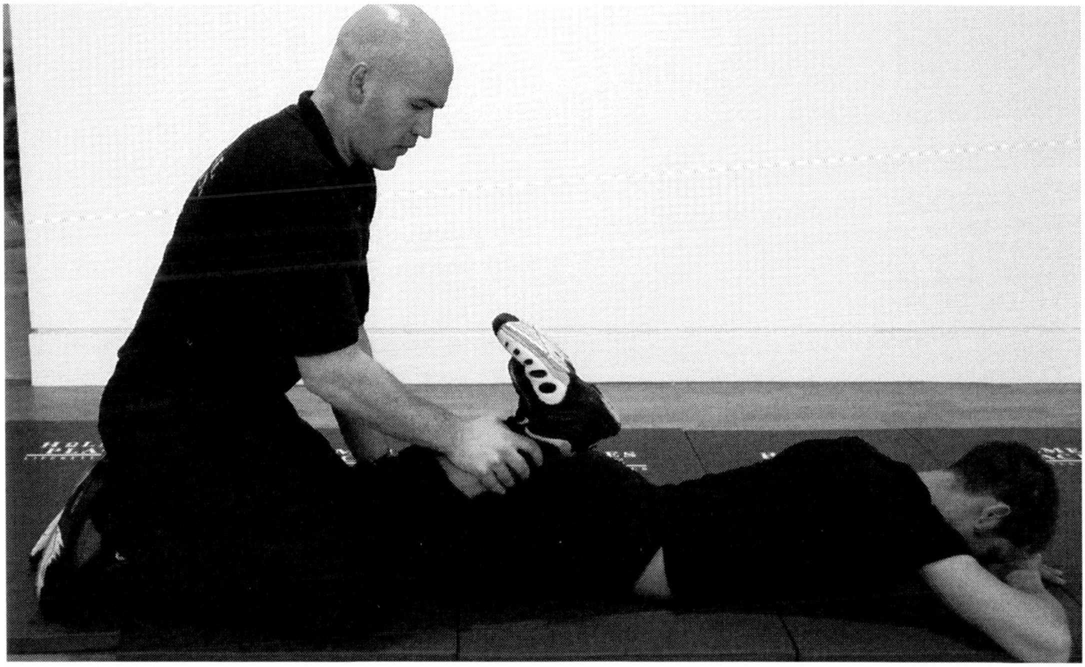

ÜBUNG	KOMBINIERTER HÜFTBEUGER/QUADRIZEPS-STRETCH
Anwendung	• Klient liegt in Bauchlage; ein aufgerolltes Handtuch unter dem Bauchnabel verhindert eine zu starke Hohlkreuzbildung • Trainer hebt ein Knie des Klienten an und stützt es auf dem eigenen Oberschenkel ab; die Ausführung gleicht ansonsten dem Quadrizeps-Stretch
Wirkbereich	• Oberschenkelmuskulatur (M. quadrizeps femoris), Hüftbeuger (M. iliopsoas/M. rectus femoris)
Belastungsart	• Passive Dehnung
Variationen	• Hüftstreckung erhöhen • CHRS-Methode, Postisometrische Dehnung
Hinweise	• Übung eignet sich zum Cool-down nach intensiven Belastungen der unteren Extremität in geschlossener Kette (Freihanteltraining, Sprungkrafttraining) • Dehnspannung verringern, wenn der Muskel eine Schutzspannung gegen hohe Dehnreize aufbaut

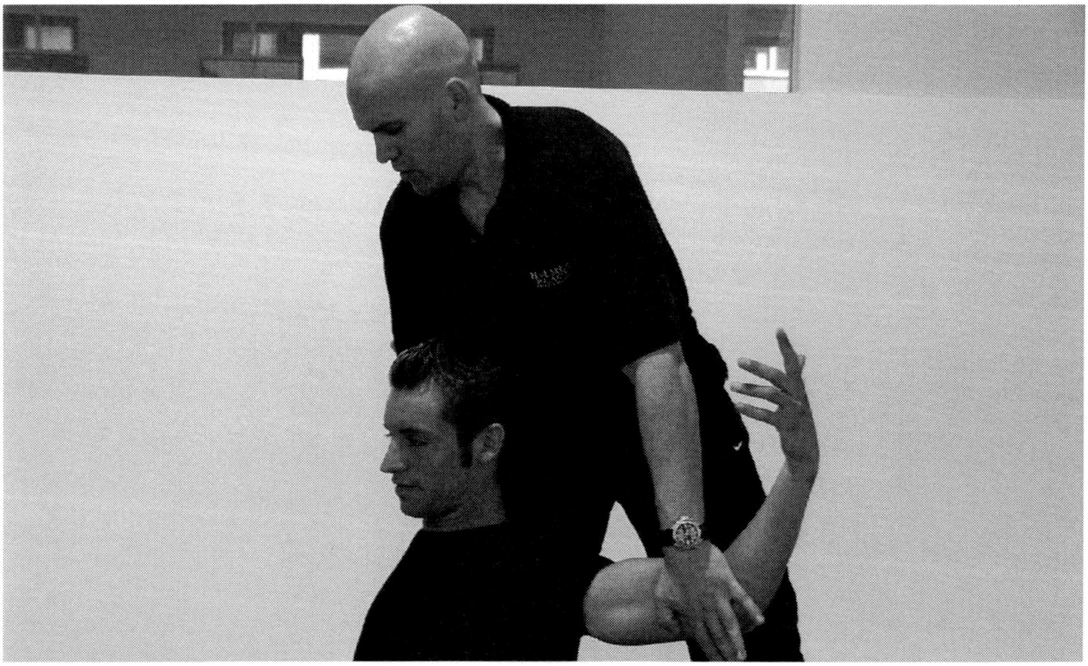

ÜBUNG	PECTORALIS/DELTA-STRETCH
Anwendung	• Klient sitzt aufrecht; die Arme sind nach hinten verschränkt • Trainer steht hinter dem Klienten und stützt seinen Oberkörper mit einem Oberschenkel ab; die Hände fassen am inneren Ellenbogen und ziehen die Schulter des Klienten langsam nach hinten
Wirkbereich	• Großer Brustmuskel (M. pectoralis major), vorderer Delta-Muskel (M. deltoideus/pars clavikularis)
Belastungsart	• Passive Dehnung
Variationen	• Veränderung des Abduktionswinkels in der Schulter • CHRS-Methode, Postisometrische Dehnung
Hinweise	• Übung eignet sich zum Cool-down nach intensiven Belastungen der oberen Extremität in geschlossener/offener Kette (Geräte-/Freihanteltraining) • Dehnspannung verringern, wenn der Muskel eine Schutzspannung gegen hohe Dehnreize aufbaut

ÜBUNG

DELTA/UPPER PEC-STRETCH

Anwendung

- Klient sitzt aufrecht; die Arme sind nach hinten verschränkt und umfassen beide Beckenschaufeln
- Trainer kniet hinter dem Klienten und zieht langsam die Ellenbogen des Klienten zur Mitte zusammen

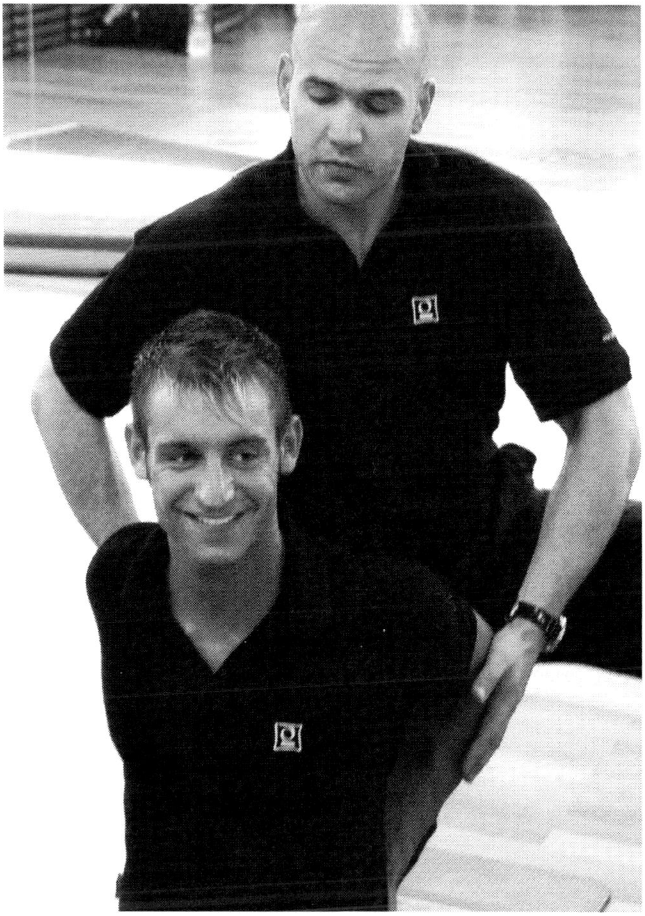

Wirkbereich	• Großer Brustmuskel (M. pectoralis major), vorderer Delta-Muskel (M. deltoideus/pars clavikularis)
Belastungsart	• Passive Dehnung
Variationen	• CHRS-Methode, Postisometrische Dehnung
Hinweise	• Übung eignet sich zum Cool-down nach intensiven Belastungen der oberen Extremität in geschlossener/offener Kette (Geräte-/Freihanteltraining) • Dehnspannung verringern, wenn der Muskel eine Schutzkontraktion gegen hohe Dehnreize aufbaut

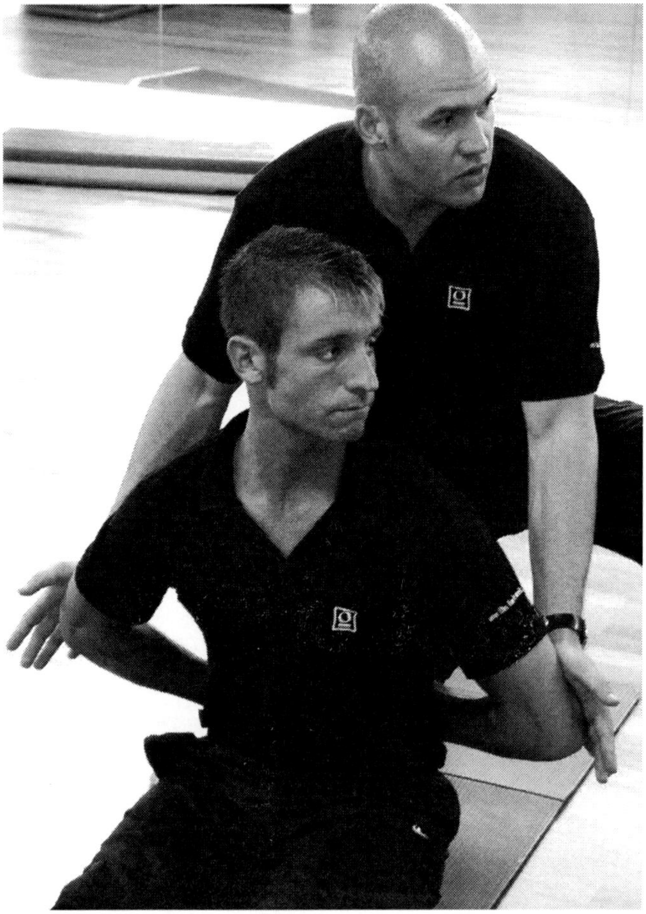

ÜBUNG

SPINATUS-STRETCH

Anwendung

- Klient sitzt aufrecht; die Arme sind innenrotiert und nach hinten so verschränkt, dass sich die Hände hinter dem Rücken berühren
- Trainer kniet hinter dem Klienten und drückt langsam die Ellenbogen des Klienten nach vorne

Wirkbereich	• Außenrotatoren (M. supraspinatus, M. infraspinatus, M. teres minor)
Belastungsart	• Passive Dehnung
Variationen	• CHRS-Methode, Postisometrische Dehnung
Hinweise	• Übung eignet sich zum Cool-down nach intensiven Belastungen der Schultergelenke in geschlossener/offener Kette (Geräte-/Freihanteltraining) • Dehnspannung verringern, wenn der Muskel eine Schutzkontraktion gegen hohe Dehnreize aufbaut

ÜBUNG

KOMBINIERTER PEC/LAT-STRETCH

Anwendung

- Klient liegt auf dem Rücken, verschränkt seine aussenrotierten Arme maximal nach hinten und umfasst das vorgestellte Bein des Trainers
- Trainer steht in Schrittstellung hinter dem Klienten; stufenweise zieht er das vordere Bein langsam nach hinten, wodurch es zu Dehnungszug auf die Innenrotatoren im Schultergelenk kommt

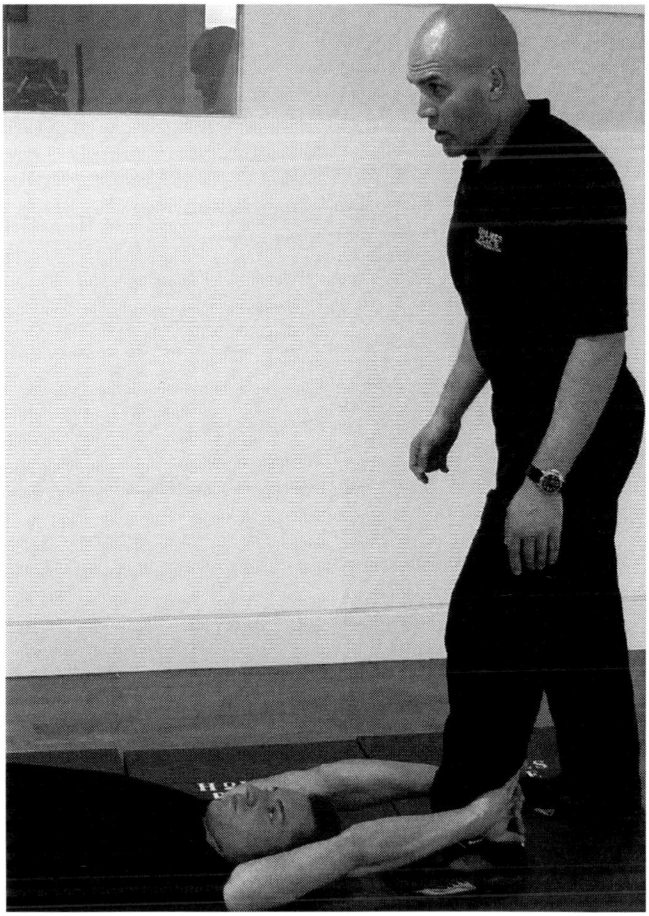

Wirkbereich	• Großer Brustmuskel (M. pectoralis major), Breiter Rückenmuskel (M. latissimus dorsi)
Belastungsart	• Passive Dehnung
Variationen	• Postisometrische Dehnung
Hinweise	• Übung eignet sich zum Cool-down nach intensiven Belastungen des Oberkörpers in geschlossener/offener Kette (Geräte-/Freihanteltraining) • Dehnspannung verringern, wenn der Muskel eine Schutzspannung gegen hohe Dehnreize aufbaut

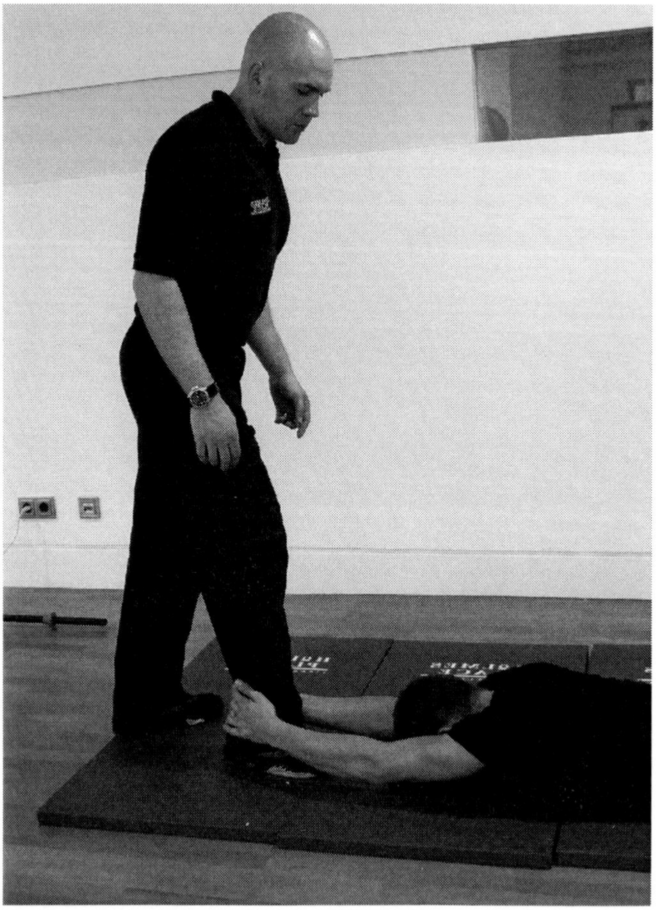

ÜBUNG

LATISSIMUS-STRETCH

Anwendung

- Klient liegt auf dem Bauch, verschränkt seine aussenrotierten Arme maximal nach vorne und umfasst das vorgestellte Bein des Trainers
- Trainer steht in Schrittstellung vor dem Klienten; stufenweise zieht er das vordere Bein langsam zurück, wodurch es zu Dehnungszug auf den breiten Rückenmuskel kommt

Wirkbereich	• Breiter Rückenmuskel (M. latissimus dorsi)
Belastungsart	• Passive Dehnung
Variationen	• Postisometrische Dehnung
Hinweise	• Übung eignet sich zum Cool-down nach intensiven Belastungen der oberen Extremität in geschlossener/offener Kette (Geräte-/Freihanteltraining) • Dehnspannung verringern, wenn der Muskel eine Schutzspannung gegen hohe Dehnreize aufbaut

ÜBUNG

KOMBINIERTER LAT/LOW BACK-STRETCH

Anwendung

- Klient befindet sich im Langsitz und beugt sich maximal vor
- Trainer kniet im Abstand von etwa einem halben Meter vor dem Patienten und zieht das Handtuch langsam zu sich heran

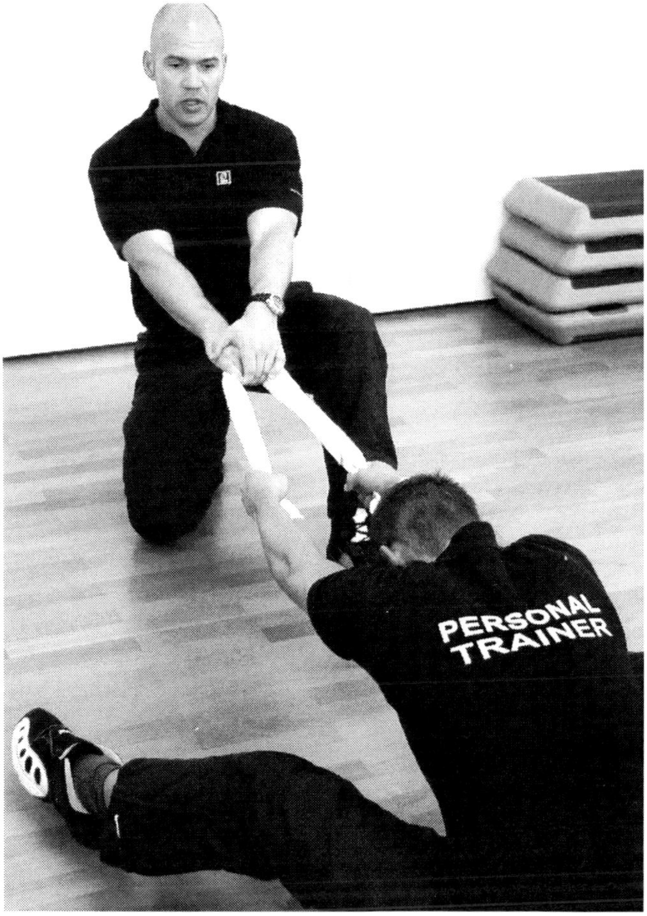

Wirkbereich	• Rückenstreckapparat (M. errector spinae) • Adduktorengruppe, ischiokrurale Muskulatur, breiter Rückenmuskel
Belastungsart	• Passive Dehnung
Variationen	• Postisometrische Dehnung; Federnde Dehnung
Hinweise	• Übung eignet sich zum Cool-down nach intensiven Belastungen der Wirbelsäule in geschlossener Kette (z.B. Kniebeugen, Dead-lifts etc.) • Klient sollte die Beugung in Knie und Hüfte vergrößern, wenn der Zug auf die Adduktoren zu groß wird

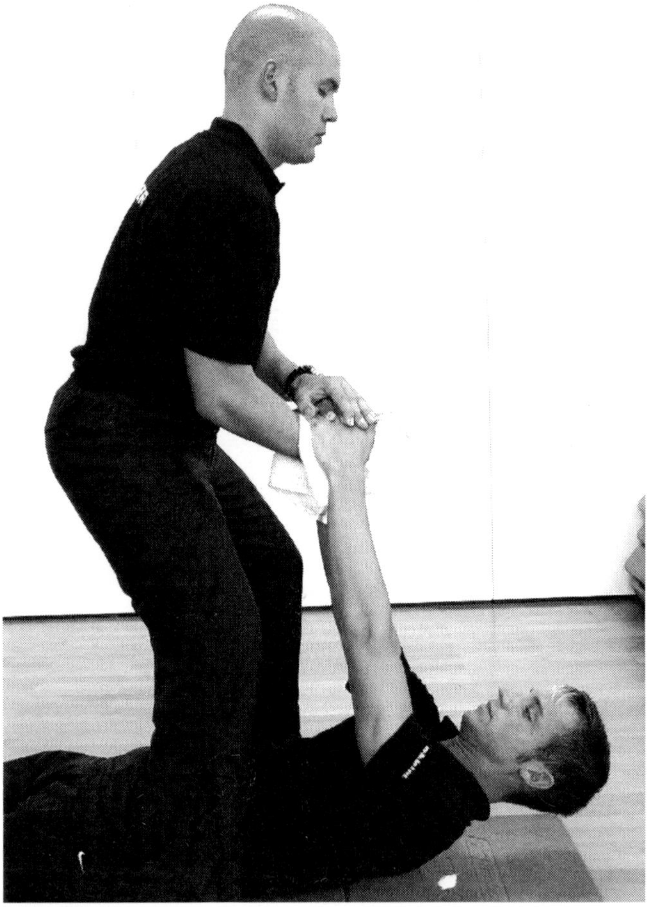

ÜBUNG

RHOMBO-STRETCH

Anwendung

- Klient liegt auf dem Boden und wird vom Trainer soweit nach oben gezogen, dass das Gesäß am Boden bleibt
- Trainer steht in leichter Kniebeugeposition über dem Klienten und zieht mit beiden Armen den Oberkörper des Klienten langsam nach oben

Wirkbereich	• Breiter Rückenmuskel (M. latissimus dorsi), Rautenmuskel (M. rhomboideus), Kappenmuskel (M. trapezius)
Belastungsart	• Passive Dehnung
Variationen	• Postisometrische Dehnung
Hinweise	• Übung eignet zum Cool-down nach intensiven Trainingsbelastungen des oberen Rückens (z.B. Rudern vorgebeugt etc.) • Bei der postisometrischen Variante zieht sich der Klient erst nach oben, hält diese Position kurz und lässt sich dann in die Dehnung zurückfallen

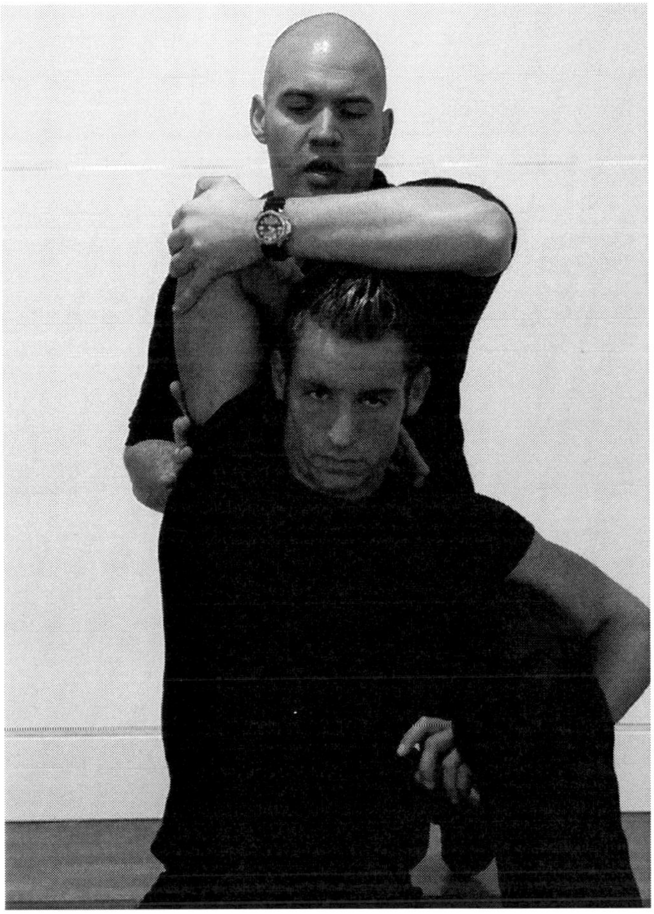

ÜBUNG

TRIZEPS-LAT-STRETCH

Anwendung

- Klient sitzt aufrecht im Lang- oder Schneidersitz; ein Arm umfasst das aufgestellte Bein des Trainers, um die Haltung zu stabilisieren; der andere Arrm befindet sich maximal gebeugt in Überkopf-Position
- Trainer kniet hinter dem Klienten; eine Hand fixiert den Oberkörper im Achselbereich, während die andere Hand den maximal gebeugten Arm des Klienten seitlich nach hinten zieht.

Wirkbereich	• Oberarmstrecker (M. trizeps humerii), breiter Rückenmuskel (M. latissimus dorsi)
Belastungsart	• Passive Dehnung
Variationen	• Keine
Hinweise	• Übung eignet sich zum Cool-down nach intensiven Belastungen des Oberkörpers in offener/geschlossener Kette (Geräte-/Freihanteltraining) • Dehnspannung verringern, wenn der Muskel eine Schutzspannung gegen hohe Dehnreize aufbaut

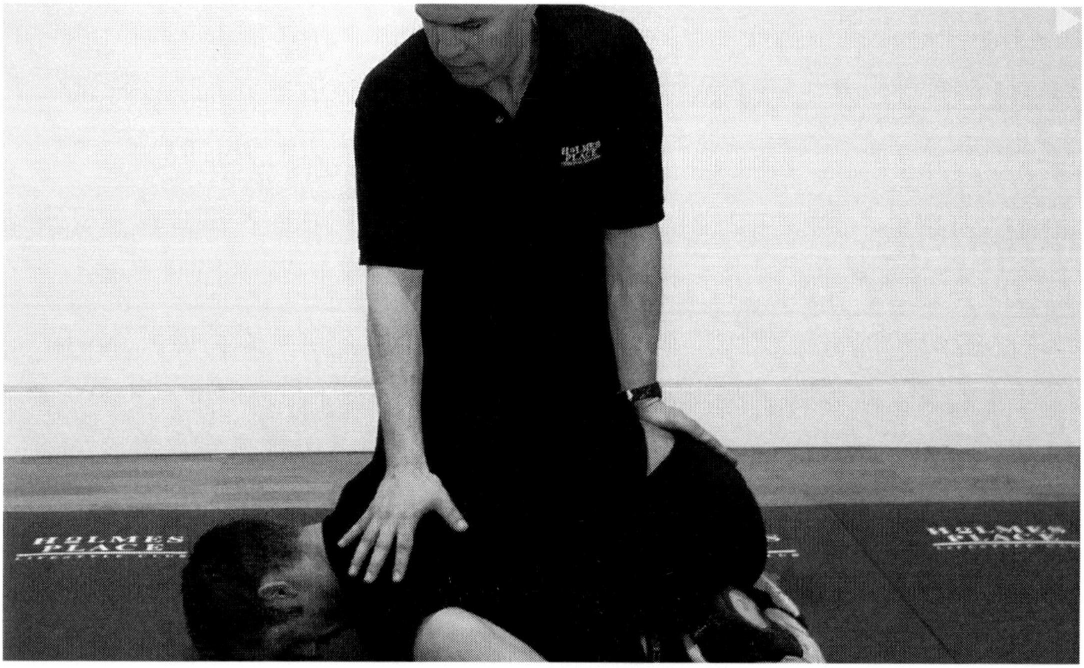

ÜBUNG	LOWER BACK-STRETCH
Anwendung	• Klient befindet sich in eingerollter Igel-Stellung • Trainer drückt leicht das Kreuzbein und die Brustwirbelsäule auseinander, um den gesamten Rückenstreckapparat vor allem im LWS-Bereich auf Dehnungszug zu bringen
Wirkbereich	• Rückenstreckapparat (M. errector spinae)
Belastungsart	• Passive Dehnung
Variationen	• Keine
Hinweise	• Übung eignet sich zum Cool-down nach intensiven Ganzkörperbelastungen in geschlossener Kette (z.B. Freihantelübungen wie Kniebeugen etc.)

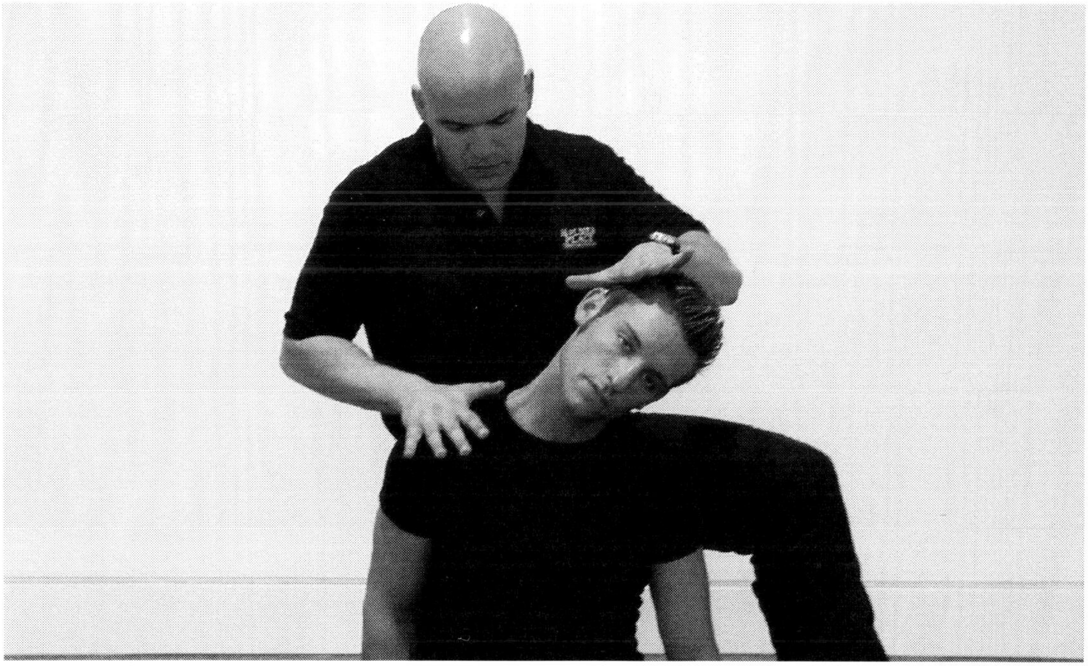

ÜBUNG	TRAPEZIUS-STRETCH
Anwendung	• Klient befindet sich in Sitzposition • Trainer kniet hinter dem Klienten und fixiert mit dem Becken seinen Oberkörper; eine Hand drückt das Schultereckgelenk leicht nach unten, während die andere den gestreckten (!) Kopf langsam zur Seite zieht
Wirkbereich	• Trapezmuskel (M. trapezius), Kopfwender (M. sternoclaidomastoideus)
Belastungsart	• Passive Dehnung
Variationen	• Keine
Hinweise	• Übung eignet sich zum Cool-down nach intensiven Belastungen des Schultergürtels (z.B. Nackendrücken, Anhebeübungen etc.) • Vorsicht bei ruckartigen Dehnreizen (event. Auslösung von Schwindel und Kopfschmerz möglich); langsam in Ausgangsstellung zurückkehren

BEREITS IM DEUTSCHEN TRAINER-VERLAG ERSCHIENEN

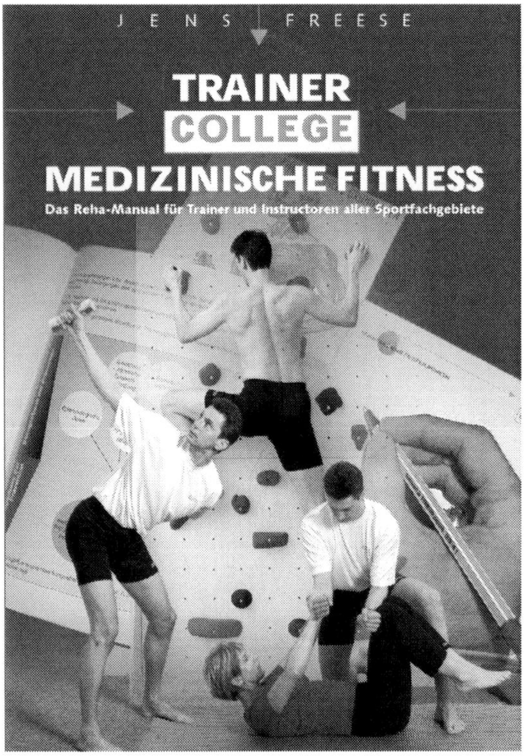

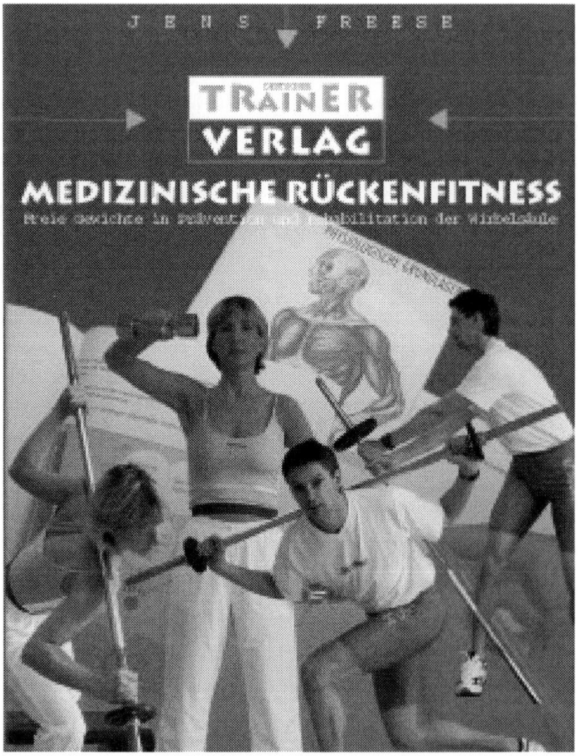